现代护理技术规范与研究

孙亚平　等◎主编

长江出版传媒　湖北科学技术出版社

图书在版编目(CIP)数据

现代护理技术规范与研究/孙亚平等主编. -- 武汉:
湖北科学技术出版社,2022.8
　ISBN 978-7-5706-1820-0

　Ⅰ.①现… Ⅱ.①孙… Ⅲ.①护理-技术操作规程
Ⅳ.①R472-65

中国版本图书馆CIP数据核字(2022)第183906号

责任编辑:许可　　　　　　　　　　　　　　封面设计:胡博

出版发行:湖北科学技术出版社　　　　　　电话:027-87679426
地　　　址:武汉市雄楚大街268号　　　　　邮编:430070
　　　　　(湖北出版文化城B座13-14层)
网　　　址:http://www.hbstp.com.cn

印　　　刷:山东道克图文快印有限公司　　　邮编:250000

787mm×1092mm　　1/16　　　　　　　7.25印张　　164千字
2022年8月第1版　　　　　　　　　　　2022年8月第1次印刷
　　　　　　　　　　　　　　　　　　　　　定价: 88.00 元

《现代护理技术规范与研究》
编委会

前　言

随着医疗技术和现代护理学的飞速发展,临床护士的角色被赋予更高的责任和期望,这种责任和期望要求护理人员在护理理论、实践及研究之间建立一个有机的、密切的关系。在临床工作中,护理人员要能为具有不同需求的患者提供安全、专业、舒适、满意的护理服务,这就要求护士能在临床实践中对患者的健康状况进行评估、分析、判断、决策,从而采取个性化的护理措施,以解决患者存在或潜在的护理问题,对促进患者的康复发挥积极作用。

本书编写方法科学严谨、内容新颖全面,具有较强的科学性、先进性、实用性和指导性。本书不仅介绍了护理程序、清洁护理、给药护理、门诊护理技术、静脉治疗护理等基础内容。本书具有内容全面、贴近临床、指导性强、突出专科的特点,可以为广大护理人员解决在临床工作中经常遇到的问题,为其提供更为规范、专业的常见疾病护理方面的指导,适合护理管理者、科研教育工作者、医院护士、实习人员及进修人员的培训学习及参考,对于提高护理工作水平有重要的指导意义。

由于时间仓促,加之编者水平有限,书中难免有不足之处,请各位同行及专家不吝赐教和指正。

编　者

目 录

第一章　护理程序

第一节　护理程序概述

一、护理程序的概念与发展史

护理程序即护士在为护理的对象提供护理照顾时所应用的工作程序,是一种系统地解决护理问题的方法。1955 年,美国护理学家莉迪亚·海尔(Lydia Hall)首先提出了"护理程序"一词,她认为护理工作应按照一定的程序进行。之后,约翰逊(Johnson)、奥兰多(Orlando)等专家对护理程序进行了进一步阐述,并提出护理程序的 3 个步骤。至 1967 年,护理程序发展为 4 个步骤,即评估、计划、实施和评价。1973 年,北美护理诊断协会成立,许多专家认为护理诊断应作为护理程序的一个独立步骤。由此,护理程序发展为目前的 5 个步骤,即评估、诊断、计划、实施和评价。

二、护理程序的基本过程及相互关系

护理程序由评估、诊断、计划、实施和评价五个步骤组成,是一个动态的、循环往复的过程,这五个步骤又是相互联系、相互促进和相互影响的。

(一)评估

评估是护理程序的第一步,是采取各种方法和手段收集与护理对象的健康相关的资料,包括护理对象过去和现在的生理、心理、社会等方面的资料,并对资料进行分析和整理。

(二)护理诊断

对通过评估获得的资料进行分类,经过综合分析,确认护理对象存在的问题,即确定护理诊断。

(三)计划

计划即根据护理诊断拟定相应的预期护理目标,制订护理方案,并将其以规范的形式书写出来。

(四)实施

实施是将护理计划落实于具体的护理活动的过程。

(五)评价

评价即根据护理活动后产生的护理效果,对照预期目标进行判断,确定目标达到的程度。

第二节 护理程序的步骤

一、评估

评估是指有组织地、系统地收集资料并对资料的价值进行判断的过程。评估是护理程序的第一步,也是护理程序的最基本的一步和非常关键的一步,是做好护理诊断和护理计划的先决条件。收集的资料是否全面、准确将直接影响护理程序的其他步骤。因此,评估是护理程序的基础。

(一)收集资料

1.资料的分类

依照资料来源的主客体关系,护理评估所涉及的资料可分为主观资料和客观资料两类。主观资料是指源于护理对象的主观感觉、经历和思考而得来的资料。如患者主诉"我头晕、头痛""我感觉不舒服""我一定得了不治之症"等。客观资料是指通过观察、体格检查或各种辅助检查而获得的资料。如"患者体温 39 ℃,寒战""患者双下肢可凹性水肿"等。

2.资料的来源

(1)患者本人。

(2)患者的家庭成员或与护理对象关系密切的人,如配偶、子女、朋友、邻居等。

(3)其他健康保健人员:医师、护士、营养师等。

(4)既往的病历、检查记录:通过对既往健康资料的回顾,及时了解护理对象病情动态变化的信息。

(5)文献资料:通过检索有关医学、护理学的各种文献,为基础资料提供可参考的信息。

3.资料的内容

收集的资料不仅涉及护理对象的身体情况,还应包括心理、社会、文化和经济等方面。

(1)一般资料:包括姓名、性别、年龄、民族、职业、婚姻状况、受教育水平、家庭住址和联系人等。

(2)现在健康状况:包括此次发病情况、目前主要不适的主诉及目前的饮食、营养、排泄、睡眠、自理能力、活动等日常生活形态。

(3)既往健康状况:包括既往患病史、创伤史、手术史、过敏史、既往日常生活形态、烟酒嗜好,护理对象为女性时还应包括月经史和婚育史等。

(4)家族史:家庭成员是否有与护理对象类似的疾病或家族遗传病史。

(5)护理对象体检的检查结果。

(6)实验室及其他检查结果。

(7)护理对象的心理状况:包括对疾病的认识和态度、康复的信心、病后精神、行为及情绪的变化、护理对象的人格类型、对应激事件的应对能力等。

(8)社会文化情况:包括护理对象的职业及工作情况、目前享受的医疗保健待遇、经济状况、家庭成员对疾病的态度和对疾病的了解、社会支持系统状况等。

4.收集资料的方法

(1)交谈法:护理评估中的交谈是一种有目的、有计划的交流或谈话。通过交谈,一方面可以获得有关护理对象的资料和信息;另一方面可以促进护患关系的发展,有利于治疗与护理工作的顺利进行,还可以使护理对象获得有关病情、检查、治疗、康复的信息。

(2)观察法:运用感官获得有关信息的方法。通过观察可以获得有关护理对象的生理、心理、社会、文化等多方面的信息。

(3)身体评估:护士通过视、触、叩、听等体格检查技术,对护理对象的生命体征及各个系统进行全面检查,收集有关护理对象身体状况方面的资料。

(4)查阅:通过查阅医疗病历、护理病历、各种实验室及其他辅助检查结果,获取有关护理对象的资料。

(二)整理资料

1.资料的核实

(1)核实主观资料:主观资料常常来源于护理对象的主观感受,因此,难免会出现一定的偏差,如患者自觉发热,而测试体温时却显示正常。核实主观资料不是对护理对象不信任,而是核实主、客观资料相符与否。

(2)澄清含糊的资料:如果在资料的收集整理过程中发现有些资料内容不够完整或不够确切时,应进一步进行搜集和补充。

2.资料分类

(1)按亚伯拉罕·哈罗德·马斯洛(Abraham Harold Maslow,以下简称马斯洛)的需要层次理论分类。将收集到的各种资料按照马斯洛的5个需要层次进行分类,分别对应于生理需要、安全需要、爱与归属需要、尊敬与被尊敬需要和自我实现的需要。

(2)按人类反应形态分类。北美护理诊断协会(NANDA)将所有护理诊断按9种形态分类,即交换、沟通、关系、赋予价值、选择、移动、感知、认识、感觉/情感。收集到的资料可以按此方法进行分类。

(3)按马乔里·戈登(Majory Gordon)的11个功能性健康形态分类。马乔里·戈登将人类的功能分为11种形态,即健康感知-健康管理形态、营养-代谢形态、排泄形态、活动-运动形态、睡眠-休息形态、认知-感知形态、自我认识-自我概念形态、角色-关系形态、性-生殖形态、应对-应激耐受形态、价值-信念形态。此分类方法通俗易懂,便于临床护士掌握,应用较为广泛。

(三)分析资料

1.找出异常所在

分析资料时应首先将收集到的患者相关资料与健康人体资料进行对照,发现其中的差异,这是进行护理诊断的关键性的前提条件。因此,需要护理人员能熟练运用医学、护理学及人文科学知识,进行综合分析判断。

2.找出相关因素和危险因素

通过对资料的分析比较,护理人员要能够发现异常所在,但这只是对资料的初步分析,更重要的是要对引起异常的原因进行进一步的判断,找出导致异常的相关因素和危险因素,为后期进行护理计划的制订提供依据。

(四)资料的记录

资料的记录格式可以根据资料的不同分类方法和各地区的特点自行设计。但资料的记录应遵循以下几个原则。

(1)资料要客观地反映事实情况,实事求是,不能带有主观判断和结论。

(2)资料的记录要完整,并遵循一定的书写格式。

(3)要正确使用医学术语进行资料的记录。

(4)语言简明扼要,字迹清楚。

二、护理诊断

根据收集到的资料进行护理诊断是护理程序的第二步,也是专业性较强、具有护理特色的重要一步。"护理诊断"一词源于 20 世纪 50 年代,弗吉尼亚·弗赖伊(Virginia Fry)首先在其论著中提出。1973 年,美国护士协会正式将护理诊断纳入护理程序。NANDA 对护理诊断的发展起了重要的推动作用,目前使用的护理诊断定义就是 1990 年 NANDA 提出并通过的定义。

(一)护理诊断的定义

护理诊断是关于个人、家庭、社区对现存的或潜在的健康问题或生命过程的反应的一种临床判断,是护士为达到预期结果选择护理措施的基础,这些预期结果是应由护士负责的。

(二)护理诊断的组成

NANDA 的每个护理诊断均由名称、定义、诊断依据和相关因素四个部分组成。

1.名称

名称是对护理对象健康状态或疾病的反应的概括性描述,一般可用改变、减少、缺乏、缺陷、不足、过多、增加、功能障碍、受伤、损伤、无效或低效等特定术语来描述健康问题,但不能说明变化的程度。根据护理诊断名称的判断,可将护理诊断分为 3 类。

(1)现存的:对个人、家庭或社区的健康状况或生命过程的反应的描述。如"体温过高""焦虑""疼痛"等。

(2)有……危险的:对一些易感的个人、家庭或社区对健康状况或生命过程可能出现的反应的描述。此类反应目前尚未发生,但如不及时采取有效的护理措施,则可能出现影响健康的问题。因此,要求护士要有预见性,能够预测到可能出现的护理问题。如长期卧床的患者存在"有皮肤完整性受损的危险",移植术后的患者"有感染的危险"等。

(3)健康的:对个人、家庭或社区具有加强健康以达到更高水平健康潜能的描述。健康是生理、心理、社会各方面的完好状态,护理工作的任务之一是促进健康。健康的护理诊断是护士为健康人群提供护理时可以使用的护理诊断,如"执行治疗方案有效"等。

2.定义

定义是对护理诊断的一种清晰、准确的描述,并以此与其他护理诊断相区别。每个护理诊断都有其特征性的定义。如"便秘"是指"个体处于一种正常排便习惯发生改变的状态,其特征为排便次数减少和(或)排出干、硬便"。

3. 诊断依据

诊断依据是做出该诊断的临床判断标准。诊断依据常常是患者所应具有的一组症状和体征及有关病史，也可以是危险因素。诊断依据有 3 种：第一种称"必要依据"，即做出某一护理诊断时必须具备的依据；第二种称"主要依据"，即做出某一诊断时通常需要存在的依据；第三种称"次要依据"，即对做出某一诊断有支持作用，但不一定每次做出该诊断时都存在的依据。3 种依据的划分不是随意的，而是通过严谨的科研加以证实的。

4. 相关因素

相关因素是指促成护理诊断成立和维持的原因或情境。相关因素包括以下几个方面。

(1) 生理方面：与患者的身体或生理有关的因素。

(2) 心理方面：与患者的心理状况有关的因素。

(3) 治疗方面：与治疗措施有关的因素。

(4) 情境方面：涉及环境、有关人员、生活经历、生活习惯、角色等方面的因素。

(5) 成长发展方面：与年龄相关的认知、生理、心理、社会、情感的发展状况，比单纯年龄因素所包含的内容更广。

(三) 护理诊断的陈述方式

护理诊断的陈述包括 3 个要素，即问题、原因、症状与体征，主要有以下 3 种陈述方式。

1. 三部分陈述

具有诊断名称、相关因素和临床表现这三部分，多用于现存的护理诊断。

2. 两部分陈述

只有护理诊断名称和相关因素，而无临床表现，多用于"有……危险"的护理诊断。

3. 一部分陈述

只有诊断名称，这种陈述方式用于健康的护理诊断。

(四) 医疗诊断与护理诊断的区别

1. 使用人员不同

医疗诊断是医师使用的名词，用于确定一个具体疾病或病理状态；护理诊断是护士使用的名词，是对个体、家庭或社区的现存的、潜在的健康问题或生命过程反应的一种临床判断。

2. 研究重点不同

医疗诊断侧重于对患者的健康状态及疾病的本质做出判断，特别是对疾病做出病因诊断、病理解剖诊断和病理生理诊断。护理诊断侧重于对患者现存的或潜在的健康问题或疾病反应做出判断。

3. 诊断数目不同

患者的医疗诊断数目较少，且在疾病发展过程中相对稳定；护理诊断数目常较多，并随患者反应不同而发生变化。

4. 解决问题的方法不同

医疗诊断做出后需通过用药、手术等医疗方法解决；而护理诊断是通过护理措施解决健康问题。

5.适用对象不同

医疗诊断只适用于个体情况;而护理诊断既适用于个体,也适用于家庭和社区人群。

(五)护理诊断与合作性问题的区别

对护理诊断,护士需要做出一定的处理以求达到预期的结果,是护士独立采取措施可以解决的问题;而合作性问题是护士需要与其他健康保健人员,尤其是与医师共同合作解决的问题。对于合作性问题,护理的措施较为单一,重点在于监测潜在并发症的发生。

(六)护理诊断的有关注意事项

(1)护理诊断的名称应使用 NANDA 认可的专业护理诊断名称,不允许随意编造。

(2)应用统一的书写格式。如相关因素的陈述,应统一使用"与……有关"的格式。再如,有关"知识缺乏"的护理诊断陈述格式应为"知识缺乏:缺乏……方面的知识"。

(3)陈述护理诊断时,应避免将临床表现误认为是相关因素。如"疼痛。胸痛:与心绞痛有关"的陈述是错误的,正确陈述应为"疼痛。胸痛:与心肌缺血缺氧有关"。

(4)贯彻整体护理观念。护理诊断应涉及患者的生理、心理、社会各个方面。

(5)避免价值判断,如"卫生自理缺陷:与懒惰有关""知识缺乏:与智商低有关"等。

三、护理计划

制订护理计划是护理程序的第三步。护理人员对患者进行全面的评估和分析,做出护理诊断后,应根据患者的具体病情制订和书写护理计划。护理计划的制订体现了护理工作的有组织性和科学性。

(一)排列护理诊断的优先次序

当患者有多个护理诊断时,需要对这些护理诊断进行排序,以便统筹安排护理工作。排序时要考虑护理诊断的紧迫性和重要性,把对患者生命和健康威胁最大的问题放在首位,其他的诊断依次排列。在优先顺序上将护理诊断分为以下 3 类。

1.首要问题

首要问题是指会威胁患者生命、需要及时行动解决的问题。

2.中优问题

中优问题是指虽不直接威胁患者生命,但也能造成其身体上的不健康或情绪上变化的问题。

3.次优问题

次优问题是指与患者此次发病关系不大,不属于此次发病的反应的问题。这些问题并非不重要,只是在安排护理工作时可以稍后考虑。

护理诊断的排序,并不意味着只有前一个护理诊断完全解决才进行下一个护理诊断,而是护理人员可以同时解决几个护理问题,只是把重点放在需要优先解决的首要问题上。

(二)制定护理目标

护理目标是指患者在接受护理后,期望其能达到的健康状态,即最理想的护理效果。

1.护理目标的陈述方式

(1)主语:护理对象,是患者,也可以是患者的生理功能或患者机体的一部分。

(2)谓语:行为动词,指患者将要完成的内容。

(3)行为标准:护理对象行为要达到的程度。

(4)条件状语:主语完成某活动时所处的条件状况。

(5)时间状语:护理对象在何时达到目标中陈述的结果。

2.护理目标的种类

(1)长期目标:需要较长的时间才能实现的目标。

(2)短期目标:在较短的时间内(几小时或几天)要达到的目标。

长期目标和短期目标在时间上没有明确的分界,有些诊断可能只有短期目标或长期目标,有些则可能同时具有长期目标和短期目标。

3.制定护理目标时应注意的问题

(1)目标主语一定是患者,也可以是患者相关的生理功能或身体的某一部分,而不是护士。

(2)一个目标中只能出现一个行为动词,否则评价时无法判断目标是否实现。

(3)目标应是可测量的、可评价的,其行为标准应尽量具体。

(4)目标应是护理范畴内的,且可通过护理措施实现的。

(5)目标应具有现实性、可行性,要在患者能力可及的范围内。

(三)制定护理方案

护理方案是帮助护理人员达到预期目标所采取的具体方法。护理方案的制定是建立在护理诊断所陈述的相关因素基础上,结合护理评估所获得的护理对象的具体情况,运用知识和经验做出决策的过程。

1.护理措施的类型

(1)依赖性的护理措施:来自医嘱的护理措施,如遵医嘱给药等。

(2)相互合作的护理措施:护士与其他健康保健人员相互合作采取的行动。如护士与营养师等协商患者的营养补充方案,以纠正患者出现的"营养失调:低于机体需要量问题"。

(3)独立的护理措施:不依赖于医师的医嘱,护士能够独立提出和采取的护理措施。如护士通过音乐疗法或放松疗法缓解患者的疼痛问题等。在临床护理工作中,护理人员独立的护理措施很多,除一些常规的独立护理措施外,需要护士勤于思考和创新,用科学的方法探讨更多有效果的独立护理措施。

2.制定护理方案的注意事项

(1)措施必须与目标相一致,即护理措施应是能实现护理目标的具体护理活动。

(2)护理措施应具有可行性,应结合患者、工作人员和医院等的具体情况而制定。

(3)护理方案的制定要以保障患者的安全为前提,要符合伦理道德要求。

(4)护理措施应与其他医务人员的健康服务活动相协调。

(5)护理措施应以科学理论为指导,每项护理措施都应有依据。

(6)护理措施应具体而易于执行。

(四)验证护理计划

在护理计划的制订过程中,尤其是在实施之前,应对计划的具体内容进行不断验证,以确保措施的安全有效,且符合患者的具体情况。护理计划可由制订者自己验证,也可由其他健康保健人员协助验证。只有护理计划经过反复验证,确保护理措施适合患者情况时,才可进入具体实施阶段。

(五)书写护理计划

护理计划制订后应作为一种医疗护理文件执行和保存。因此,护理计划书写应符合医疗护理文件书写的基本要求,以确保其能在医务人员之间相互沟通,促进教学、科研的发展进程,能提供护理质量检查依据,并具有法律效力。

四、实施

实施是护理程序的第四步,是执行护理计划中各项措施的过程。实施过程可以解决护理问题,并可以验证护理措施是否切实可行。实施应发生于护理计划之后,包括实施前准备、实施和实施后记录三个部分。

(一)实施前准备

护士在实施之前要考虑与实施有关的以下几个问题。

1.做什么

在实施前应全面回顾制订好的护理计划,并且需对护理计划的内容进行进一步的整理和组织,使之得到统筹兼顾和有秩序地进行。

2.谁去做

确定哪些护理措施应由护士自己做,哪些应由辅助护士做,哪些需要指导患者或其家属参与完成,哪些需与其他健康保健人员共同完成等。

3.怎么做

实施时应采用何种技术或技巧,如何按护理计划实施等。还应考虑到实施过程可能出现的问题及解决方法。

4.何时做

根据患者的具体情况和健康状态选择最佳的执行护理措施的时间。

(二)实施阶段

护理实施阶段是护士综合运用专业理论知识、操作技术、病情观察能力、语言表达能力、沟通技巧、协调管理能力及应变能力等执行护理计划的过程。这一阶段不仅可以解决患者的护理问题,也同时培养和提高了护士的综合素质和能力。在实施的同时,护士对患者的病情及对疾病的反应进行评估,并对护理照顾的效果进行评价,因此,实施阶段还是评估和评价的过程。

(三)实施后记录

实施护理计划后,护士应对执行护理计划的过程及过程中遇到的问题进行记录。其意义在于:可以作为护理工作的阶段性的总结,利于其他医护人员了解实施护理计划的全过程,为今后的护理工作提供经验性资料,并且可以作为护理质量评价的内容。

五、评价

评价是指将患者的健康状态与护理计划中制定的目标进行比较并做出判断的过程,即对护理效果的鉴定。评价是护理程序的最后一步,但并不意味着护理程序的结束,应通过发现新问题,做出新的护理诊断和计划,或对既往的方案进行修改、补充等,使护理程序可以循环往复地进行下去。

(一)护理评价内容

(1)护理全过程的评价:包括收集资料、护理诊断、护理目标和护理措施等的评价。

(2)护理效果评价:评价患者目前的健康状况是否达到预期的目标。

(二)护理评价的步骤

1.制定评价标准

护理计划中制定的护理目标常常作为评价护理效果的标准。

2.收集资料

收集有关患者目前健康状态的主观与客观资料。

3.评价目标是否实现

目标的实现程度可有 3 种情况:①目标完全实现;②目标部分实现;③目标未实现。

4.分析原因

针对目标部分实现或未实现情况可以从以下几个方面进行分析。

(1)护理评估阶段收集的资料是否全面、确切。

(2)护理诊断是否正确。

(3)护理目标是否可行。

(4)护理措施是否得当。

(5)患者是否配合。

(6)是否出现了新的护理问题。

5.重审护理计划

根据护理评价后及时发现的问题,对护理计划进行调整,具体包括以下几点。

(1)停止:对已达到预期目标的护理诊断,说明其护理问题已经得到解决,应及时将护理诊断停止,同时其相应的护理措施亦应停止。

(2)修订:通过护理计划的实施,护理目标部分实现或未实现时,应查找原因,然后对护理计划进行合理的修改。

(3)删除:对根本不存在或判断错误的护理诊断应尽快删除。

(4)增加:对未发现或新近出现的护理问题应及时加以补充。

第三节　护理病历的书写

在运用护理程序护理患者的过程中,要有系统、完整、能反映护理全过程和护理效果的记录,包括有关患者的资料、护理诊断、护理目标、护理计划及效果评价的记录,这些记录构成护理病历。其书写应按照医疗护理文件的书写要求进行。包括记录内容详细完整、突出重点、主次分明、符合逻辑、文字清晰及正确应用医学术语等。

一、护理评估单

护理评估单是护理人员对护理对象进行评估后,将收集的资料进行整理、概括而形成的规范化的医疗护理文件。护理评估单应将评估资料系统完整地记录出来,据此提出护理诊断。

(一)护理评估单的种类

1.入院护理评估单

护理人员对于新入院的患者进行的护理评估记录。

2.住院护理评估表

患者住院后根据患者的情况随时进行护理评估的记录。

(二)入院护理评估单的主要内容

目前,国内常用的护理评估单主要是以人的需求理论为框架设计的评估表,其内容如下。

(1)患者的一般情况。

(2)简要病史。

(3)心理状态与社会支持系统情况。

(4)护理体检。

(5)主要的护理诊断/问题。

(三)护理评估单的记录方式

(1)将护理评估内容按照一定的顺序直接书写记录。

(2)在标准的护理评估单上进行选项,并在个性化资料栏内进行特殊资料的记录。

(四)在记录中的注意事项

(1)反映要客观,不可存在任何主观偏见。

(2)从患者及其家属处取得的主观资料要用引号标明。

(3)避免难以确定的用词,如"尚可""稍差""尚好"等字眼。

(4)除必须了解的共性项目外,还应根据护理对象的情况进一步收集资料,以求收集个性化的护理评估资料。

二、护理诊断/问题项目单

护理诊断/问题项目单用于对患者评估后,将确定的护理诊断按优先次序排序于该表上(表 1-1),便于护理人员清晰掌握及随时增加新出现的或删除已不存在的护理诊断。

表 1-1 护理诊断/问题项目单

姓名: 病室: 床号: 住院号:

开始日期	时间	序号	护理诊断/问题	签名	停止日期	时间	签名

三、护理计划单

护理计划的书写,目前尚无统一的格式要求,但一般的护理计划都包括护理诊断、护理目标、护理措施和护理评价四项(表1-2),有的医院还有诊断依据和护理措施依据等。目前临床上有3种护理计划的书写方法。

表 1-2 护理计划单

姓名: 病室: 床号: 住院号:

日期	护理诊断	护理目标	护理措施	评价

(1)将护理诊断、目标、措施、评价等直接书写在预制的空白表格内。此种方法的优点是可以充分结合患者的个体化特点制定完全适合的护理方案;其缺点是护士需花费较多时间进行书写,且对于专业知识和经验不足的护士来说不易掌握。

(2)标准化护理计划:事先根据护理对象的共同护理需要制订好标准化护理计划,并印制成护理计划表格,结合具体患者的实际情况在表格内对护理诊断、目标、措施等进行选择和补充。其优点是减少了书写护理病历的时间,有利于集中更多时间做好患者的临床护理;缺点是常忽视患者的个体性。

(3)计算机化护理计划:计算机化护理计划是将标准化护理计划存入计算机存储器中,护士在计算机终端可以根据护理评估结果自动进行护理诊断,并可结合患者的具体情况,随时调阅和选择标准化护理计划中的可选项目,制订符合患者实际情况的个体化护理计划。其优点是高效、准确、方便、经济、快捷和页面整洁,并易于修改和补充;缺点是需要投入计算机资源,在一些地区暂时还不能广泛推广应用。

四、护理健康教育计划与出院指导

(一)健康教育计划内容

(1)疾病的诱发因素、发生与发展过程。

(2)可采取的治疗护理方案。

(3)有关检查的目的与注意事项。

(4)饮食与活动的注意事项。

(5)疾病的预防与康复措施。

(二)出院指导

出院指导的内容主要为患者出院后活动、饮食、服药、其他治疗、自我保健、护理、复诊时间等提供帮助。

第二章 清洁护理

第一节 口腔护理

口腔是病原微生物侵入人体的主要途径之一。健康人类口腔中有大量的细菌存在,其中有些是致病菌。当人体抵抗力降低,饮水、进食量少,咀嚼及舌的活动减少,唾液分泌不足,自洁作用受影响时,细菌可乘机在温湿度适宜的口腔中迅速繁殖,引起口臭、口腔炎症、溃疡、腮腺炎、中耳炎等疾病,甚至通过血液、淋巴,导致其他脏器感染;长期使用抗生素的患者,因菌群失调可诱发口腔内真菌感染。口腔护理是保持口腔清洁、预防疾病的重要措施之一,所以,护理人员应正确地评估和判断患者的口腔卫生状况,及时给予相应的护理措施和必要的卫生指导。

一、评估

详细了解患者的口腔状况及卫生习惯,以便准确判断患者现存的或潜在的口腔健康问题,为制订护理计划、采取恰当护理措施提供可靠依据,从而减少口腔疾病的发生。

(一)口腔状况

健康者口唇红润,口腔黏膜光洁、完整、呈淡红色,舌苔薄白,牙齿、牙龈无疼痛,口腔无异味。评估患者时,要观察其口唇、口腔黏膜、牙龈、舌、软腭的色泽、湿润度与完整性,有无干裂、出血、溃疡、疱疹及肿胀,有无舌面积垢;牙齿是否齐全,有无义齿、龋齿、牙垢;有无异常口腔气味等。

(二)自理能力

了解患者口腔清洁的自理能力,有无意识障碍,有无躯体移动障碍或肢体活动障碍,有无吞咽障碍。

(三)口腔卫生保健知识

了解患者对保持口腔卫生、预防口腔疾病相关知识的掌握程度。主要包括:有无良好的刷牙习惯,刷牙方法是否正确,是否能选择合适的口腔清洁用具,是否能正确地护理义齿等。

(四)义齿佩戴情况

观察义齿是否合适。取下义齿,观察义齿内套有无结石、牙斑或食物残渣等,并检查义齿表面有无裂痕和破损。

二、口腔保健与健康教育

口腔保健与健康教育旨在帮助患者掌握口腔保健知识,养成良好的口腔卫生清洁习惯,预防口腔疾病。

(一)口腔卫生习惯

养成每天晨起、晚上临睡前刷牙,餐后漱口的习惯;睡前不应进食对牙齿有刺激性或腐蚀性的食物;减少食物中糖类及碳水化合物的含量。

(二)口腔清洁方法

1.牙刷洁牙法

(1)刷牙工具选择:宜选用大小合适、刷毛软硬适中、表面光滑的牙刷。牙刷刷毛软化、散开、弯曲时清洁效果不佳,且易致牙龈损伤,故应及时更换牙刷,最好每月更换一次。牙膏应不具腐蚀性,且不宜常用一种,应轮换使用。

(2)刷牙方法:将牙刷的毛面轻轻放于牙齿及牙龈沟上,刷毛与牙齿呈45°角,快速环形来回震颤刷洗;每次只刷2~3颗牙,刷完一处再刷邻近部位。前排牙齿的内面可用牙刷毛面的前端震颤刷洗;刷咬合面时,刷毛与牙齿平行来回震颤刷洗(图2-1)。

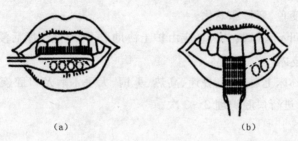

（a） （b）

图 2-1 刷牙方法

注:(a)牙齿外表面的牙刷方法;(b)牙齿内表面的刷牙方法

2.牙线剔牙法

牙线多用丝线、尼龙线、涤纶线等制成。取牙线40 cm,两端绕于两手中指,指间留14~17 cm牙线,两手拇指、示指配合动作控制牙线,用拉锯式方法轻轻将牙线越过相邻牙接触点,将线压入牙缝,然后用力将线弹出,每个牙缝数次即可(图2-2),每天剔牙2次,餐后更好。

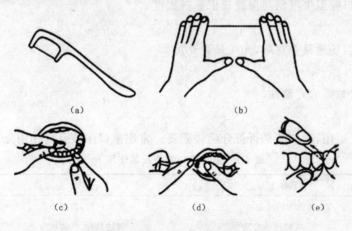

（a） （b）

（c） （d） （e）

图 2-2 牙线剔牙法

注:(a)牙签线;(b)使用丝线或尼龙线做的牙线;(c)用拉锯式轻轻将牙线越过相邻牙接触点;(d)将牙线压入牙缝;(e)将牙线用力弹出,每个牙缝数次

3.义齿的护理

义齿俗称"假牙"。佩戴义齿可增进咀嚼功能、利于发音并保持良好面部形象,但长时间佩戴义齿则可能对软组织与骨质产生压力,且义齿易于积聚食物碎屑,不利于口腔卫生。对佩戴

13

义齿者应告知以下几点。

(1)义齿在初戴1~2周若有疼痛,应去医院复查。如遇义齿松动、脱落、破裂、折断,但未变形时,应将损坏的部件保存好。全口义齿应每隔3~6个月去医院检查1次。

(2)义齿的承受力有限,佩戴者最好不要吃带硬壳的东西;糯米、软糖之类的食品要少吃,以防止其将义齿粘住,使之脱离牙床。

(3)义齿应白天佩戴,晚间取下,并定时清洗。佩戴和取下义齿前后应洗净双手;取时先取上腭部分,再取下腭义齿;取下后用牙刷刷洗义齿的各面,再用冷水冲洗干净,然后漱口后戴上。暂时不用的义齿可泡于盛有冷开水的杯中并加盖,每天换水1次。不可将义齿泡在热水或乙醇内,以免义齿变色、变形和老化。

(4)患者昏迷期间不宜佩戴义齿。应由护士协助取下,刷洗干净后浸泡在冷开水中保存。

三、口腔护理技术

根据患者情况,临床上对禁食、昏迷、高热、鼻饲、大手术后及口腔疾病等患者常采用特殊口腔护理。一般每天进行口腔护理2~3次。

(一)目的

(1)保持口腔清洁、湿润,预防口腔感染等并发症,以保证口腔正常功能。

(2)去除牙垢和口臭,增进食欲,保证患者舒适。

(3)观察口腔黏膜、舌苔和特殊口腔气味,提供患者病情变化的动态信息,以协助诊断。

(二)评估

1.患者的身心状态

患者的病情、意识和自理能力,能否配合操作,有无经接触传播疾病,有无口腔健康问题,有无活动性义齿,口腔卫生习惯与保健知识掌握程度。

2.环境

温度是否适宜,场地是否宽敞,光线是否充足。

3.护士

护士手部皮肤黏膜的完整性。

4.用物

用物是否齐全适用,漱口液是否符合病情需要。常用漱口溶液及其作用见表2-1。

表2-1　常用漱口溶液及其作用

名称	作用
0.9％氯化钠注射液	清洁口腔,预防感染
0.02％呋喃西林溶液	清洁口腔,广谱抗菌
1％~3％过氧化氢溶液	抗菌除臭,用于口腔有溃烂、出血者
1％~4％碳酸氢钠溶液	改变细菌生长环境,用于真菌感染
2％~3％硼酸溶液	酸性防腐剂,抑制细菌生长
0.1％醋酸溶液	用于铜绿假单胞菌感染
0.08％甲硝唑溶液	用于厌氧菌感染
复方硼砂溶液(朵贝尔溶液)	除臭、抑菌

(三)计划

1.患者准备

使患者理解口腔护理的目的、方法及注意事项,口唇干裂的清醒患者应预先用饮水管吸温开水含漱,以湿润口唇,避免张口时出血。

2.环境准备

环境宽敞、明亮,移去障碍物以便于操作。

3.用物准备

(1)治疗盘内铺无菌治疗巾,内备治疗碗 2 个(内盛含有漱口溶液的棉球若干个、弯血管钳1 把、镊子 1 把)、压舌板、治疗巾、纱布(一次性口腔护理包内有以上物品,漱口溶液临时倒取)、弯盘、漱口杯、吸水管、棉签、手电筒,必要时备张口器。

(2)根据病情准备相应的漱口液。

(3)按需备外用药。常用的有液状石蜡、锡类散、冰硼散、新霉素、西瓜霜等。

(4)必要时备手套。

4.护士准备

衣帽整洁,洗手,戴口罩。

(四)实施

特殊患者口腔护理步骤见表 2-2。

表 2-2　特殊患者口腔护理

流程	步骤详解	要点与注意事项
1.至床旁		
(1)核对	备齐用物,携至床旁放妥,核对	◇昏迷患者必须核对腕带
(2)解释	向患者及其家属解释操作目的、配合方法及注意事项。与清醒患者约定操作不适时,示意停止操作的手势	◇取得患者的信任、理解与配合
(3)安置体位	协助患者侧卧或将头偏向一侧,面向护士	◇避免误吸多余水分,且便于操作
(4)观察	①患者颌下铺治疗巾,弯盘置于口角旁(图 2-3)	◇保护枕头、床单,患者衣服不被沾湿
	②湿润患者口唇,嘱患者张口,一手持手电筒,一手用压舌板轻轻撑开颊部,观察口腔情况	◇昏迷、牙关紧闭者用开口器张口,放置时应从臼齿处放入
(5)取义齿	有活动义齿者,协助取下义齿浸泡于冷水杯内	◇取义齿前应戴手套
2.操作		
(1)助漱口	①酌情戴手套	◇患者有接触传播疾病,或操作者手上有伤口时,操作前应戴手套
	②协助患者用吸水管吸漱口液漱口	◇昏迷患者禁用漱口液漱口,以防患者将溶液吸入呼吸道内
(2)依序擦洗	①嘱患者咬合上下齿,用压舌板撑开一侧颊部,用弯血管钳夹取含漱口液的棉球,纵向擦洗牙齿外侧,从磨牙至门齿(图 2-4)	◇棉球不宜过湿,以不滴水为宜 ◇一次只能夹取一个棉球,且要夹紧 ◇擦洗顺序为先上后下,由里到外,一个棉球只擦一遍

续表

流程	步骤详解	要点与注意事项
	②同法擦洗对侧	◇擦洗时动作宜轻,避免钳尖触及牙龈或口腔黏膜,对凝血功能差者尤应注意
	③嘱患者张口,依次擦洗一侧牙齿的上内侧面、上咬合面、下内侧面、下咬合面,再弧形擦洗颊部	
	④同法擦洗对侧	◇勿触及咽部、软腭,以免引起恶心
	⑤弧形擦洗硬腭	
	⑥由内向外擦洗舌面、舌下襞周围,弧形擦洗硬腭	
(3)漱口	①擦洗完毕后协助患者漱口,然后用纸巾擦去口角处水渍	◇昏迷患者禁漱口
	②必要时协助患者佩戴义齿	
(4)观察上药	再次观察口腔情况,检查口腔是否清洁,酌情使用外用药	◇可用冰硼散、锡类散、西瓜霜等涂在溃疡处;口唇干裂可涂液状石蜡
3.操作后整理	①撤去治疗巾,协助患者取舒适卧位,整理床单位	◇保持患者舒适,病房整洁、美观
	②清理用物,洗手,记录	

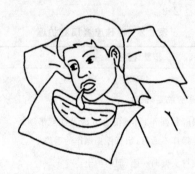

图 2-3 弯盘置于口角旁

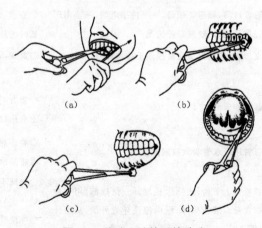

(a)   (b)

(c)   (d)

图 2-4 特殊口腔护理擦洗法

注:(a)用压舌板撑开一侧颊部;(b)用弯血管钳夹取含漱口液的棉球;(c)纵向擦洗牙齿外侧;(d)从磨牙至门齿

（五）评价

（1）护患沟通良好，患者获得口腔保健与护理的知识，主动配合操作。

（2）操作安全、顺利，患者口腔清洁，感觉舒适无异味，未发生误吸、窒息。

（3）护士操作规范，动作快捷轻柔，未损伤患者口腔黏膜及牙龈。

（4）护士观察仔细，判断正确，及时获得患者病情变化的动态信息。

（六）健康教育

（1）向患者介绍口腔护理的目的、配合方法及注意事项，嘱患者保持口腔清洁卫生，避免感染。

（2）若有不适及时告诉护士，切勿自行用药或用力摩擦。

（3）长期使用抗生素或激素类药物者，应注意观察口腔是否有真菌感染。

（七）其他注意事项

（1）昏迷患者口腔护理前后须清点棉球数量，以免棉球遗落口腔内引起误吸、窒息。

（2）按消毒隔离原则处置传染病患者的用物。

第二节　头发护理

保持头发的清洁、整齐是人们日常清洁卫生的一项重要内容。头面部是人体皮脂腺分布最多的部位。皮脂、汗液伴灰尘形成的污垢常黏附于毛发和头皮上，散发难闻气味，还可诱发脱发和其他头皮疾病。经常梳理和清洁头发，可以及时清除头皮屑及污垢，保持良好的外观，维护良好的个人形象，保持愉悦舒适的心情。同时，经常梳理和按摩头皮还能促进头部血液循环，增进上皮细胞的营养，促进头发生长，预防感染。因此，当患者生活自理能力下降时，护士应帮助或协助其进行头发护理。

一、头发和头皮评估

详细了解患者的头发和头皮的卫生状况，以便准确判断患者现存的或潜在的头部皮肤健康问题，为制订护理计划，采取恰当护理措施提供可靠依据，从而减少头皮疾病的发生。

健康的头发有光泽、浓密适度、分布均匀、清洁无头屑。评估时注意观察毛发的分布、颜色、密度、长度、脆性与韧性、干湿度、卫生情况等，注意毛发有无光泽，发质是否粗糙，尾端有无分叉，头发有无虱、虮；头皮是否清洁，有无瘙痒、抓痕、擦伤等情况。

二、头发护理技术

（一）床上梳发

长期卧床的患者，由于病重不能自行梳理头发，应帮助患者梳理头发以增进患者的舒适感。

1.目的

（1）去除脱落的头发和头皮屑，保持头发清洁整齐，感觉舒适。

（2）刺激头皮，促进头部血液循环，促进头发的生长和代谢，增强抵抗力。

（3）维持患者良好的外观，增强患者的自信心，维护其自尊。

（4）建立良好的护患关系。

2.方法

（1）核对解释：备齐用物，携至床旁放妥，向患者及其家属解释操作目的、配合方法及注意事项。

（2）铺治疗巾：可坐起患者协助其坐起，铺治疗巾于肩上，卧床者铺治疗巾于枕头上，协助患者将头转向一侧。

（3）梳发：将头发从中间梳向两边。一手握住一股头发，一手持梳，从上至下，由发根梳至发梢（图2-5）。若头发打结，可将头发缠绕于指上，由发梢开始梳理，逐渐向上梳至发根；或用30％乙醇湿润打结处，再小心梳顺，同法梳理对侧。

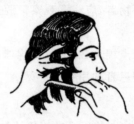

图2-5　梳发

（4）束发：根据患者喜好，将长发编辫或扎成束。

（5）整理：将脱落头发缠绕成团置于纸袋中，撤下治疗巾，协助患者取舒适卧位，整理床单位，清理用物，洗手，记录。

3.注意事项

（1）梳头时应尽量使用圆钝齿的梳子，以防损伤头皮，不可强行梳理，避免患者疼痛或脱发。

（2）发辫不可扎得过紧，以免产生疼痛。

（二）床上洗发

对于自理能力不足而不能自行洗发的患者，帮助其洗发能增进其舒适感，促进患者健康。根据患者的卫生习惯和头发的卫生状况决定洗发次数。

1.目的

（1）去除头皮屑和污垢，保持头发清洁整齐，维持患者良好的外观，并使其感觉舒适，促进其身心健康。

（2）刺激并按摩头皮，促进头部血液循环，促进头发的生长和代谢，增强抵抗力。

（3）为建立良好的护患关系搭建桥梁。

2.评估

（1）患者的病情及头发卫生状况：患者的头发清洁度，有无头虱或虱卵；患者的病情对洗发护理是否有特殊要求，患者的意识状态和自理程度能否配合操作，是否需要排大小便。

（2）环境：温度是否适宜，光线是否充足。

（3）用物：患者自己有无面盆、毛巾、浴巾、梳子、洗发水等用物。

3.计划

(1)患者准备:排空大小便,取舒适的体位,理解床上洗发的目的、方法及注意事项,主动配合操作。

(2)环境准备:环境宽敞、明亮,调节室温,关好门窗,移去障碍物以便于操作,冬季关门窗,调节室温至22～26 ℃,必要时使用屏风。

(3)用物准备(以马蹄形垫洗发法为例):①小橡胶单、眼罩或纱布、安全别针、棉球(2只)、弯盘、纸袋和电吹风等。还要准备1个橡胶马蹄形垫或将浴毯卷扎马蹄形,水壶内盛40～45 ℃热水以及1只盛水桶。②若患者自备相关物品,如梳子、洗发液、毛巾、大毛巾、小镜子、发夹或橡皮筋和护肤霜等,应尊重患者的选择。

(4)护士准备:熟悉护发的相关知识和床上洗发的操作技术,衣帽整洁,仪表端庄,态度和蔼,洗手,戴口罩。

4.实施

床上洗发步骤见表2-3。

表2-3 床上洗发

流程	步骤详解	要点与注意事项
1.床旁准备		
(1)核对解释	备齐用物,携至床旁放妥,核对,向患者及其家属解释操作目的、配合方法及注意事项	◇确认患者无误;取得患者的信任、理解与配合
(2)安置体位	移开床旁桌、椅,协助患者取斜角仰卧,双腿屈膝	
(3)围毛巾	松开患者衣领,向内反折,将毛巾围于颈部,用安全别针或胶布固定	◇冬季注意保暖,防止患者受凉保护患者衣服不被沾湿
(4)垫巾移枕	垫小橡胶单及浴巾于枕上,移枕于肩下	◇保护床单枕头及盖被不被沾湿
(5)垫马蹄形垫	置马蹄形垫于枕头上方床沿,将患者的头置于马蹄形垫内	
(6)保护眼耳	用棉球塞两耳,眼罩或纱布遮盖双眼	◇操作中防止水流入眼部和耳内
2.洗发		
(1)湿发	松开头发,梳顺,试水温后用热水充分湿润头发	◇清醒患者可请其确定水温是否合适
(2)洁发	倒洗发液于手掌,均匀涂遍头发,由发际向头顶揉搓头发和按摩头皮	◇按摩能促进头部血液循环;揉搓力度要适中,用指腹按摩,不用指尖搔抓
(3)冲净	用热水冲洗头发,至洗净为止(图2-6)	◇头发上若残留洗发液,会刺激头皮和头发
3.撤用物	①解下颈部毛巾包住头发,一手托住头部,一手撤去马蹄形垫	◇若颈部毛巾潮湿,应另换干燥毛巾
	②将枕头、橡胶单、浴巾一并从肩下移至床头正中,协助患者卧于床正中及枕上	
	③除去眼罩及耳内棉花,酌情协助洗脸,酌情使用护肤霜	
4.干发	①解下包发毛巾,初步擦干	◇及时擦干,避免着凉
	②用浴巾揉搓头发,再用梳子梳理,用电吹风吹干,梳理成形	

续表

流程	步骤详解	要点与注意事项
5.操作后整理	①撤去用物并整理	◇确保患者舒适整洁
	②协助患者取舒适体位,整理床单位	
	③将脱落的头发缠绕成团置纸袋中,投入垃圾桶	
	④洗手,记录	

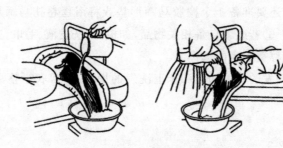

图 2-6　马蹄形垫洗发法

5.评价

(1)护患沟通良好,患者主动配合。

(2)护士操作规范,动作轻柔、安全、顺利,衣服、床单位未被沾湿,水未流入眼部和耳内。

(3)患者自觉舒适,无受凉、头皮牵扯疼痛或其他异常情况。

6.健康教育

(1)向患者介绍床上洗发的目的、配合方法及注意事项。

(2)告诉患者操作中若有胸闷、气促和畏寒等不适应及时告诉护士。

(3)家庭陪床时,可指导家属掌握为卧床患者洗发的知识和技能。

7.其他注意事项

(1)洗发过程中应密切观察患者病情变化,如有异常应立即停止操作。

(2)护士在操作过程中,应运用人体力学原理,注意节时省力。

(3)洗发时间不宜过久,防止头部充血,引起不适。

(4)病情危重和极度虚弱的患者不宜洗发。

(三)灭头虱法

虱由接触传染,寄生于人体,可致局部皮肤瘙痒,抓伤皮肤可致感染,还可传播疾病,如流行性斑疹伤寒、回归热。发现患者有虱,应立即灭虱,以使患者舒适,预防患者之间相互传染,预防疾病传播。

1.灭头虱常用药液

(1)30 %含酸百部酊剂:取百部 30 g 放入瓶中,加 50 %乙醇 100 mL(或 65°白酒 100 mL),再加入纯乙酸 1 mL,盖严,48 小时后即制得此药。

(2)30 %百部含酸煎剂:取百部 30 g,加水 500 mL 煮 30 分钟,以双层纱布过滤,将药液挤出。将药渣再次加水 500 mL 煮 30 分钟,再以双层纱布过滤挤出药液。将两次煎得的药液合并浓缩至 100 mL,冷却后加入纯乙酸 1 mL 或食醋 30 mL,即制得 30 %百部含酸煎剂。

(3)白翎灭虱香波:市场有售,其成分是1‰二氯苯醚菊酯,可用于灭虱。使用时,将香波涂遍头发,反复揉搓10分钟,用清水洗净即可。3天后,按同法再次清洗一次,直至头虱清除干净为止。

2.灭头虱的方法

(1)护士洗手穿隔离衣,戴口罩,备齐用物,携至床旁放妥。

(2)向患者及其家属解释口腔护理的目的、操作配合方法及注意事项,取得合作。协助患者取舒适的体位。

(3)戴手套,按洗发法将患者头发分成若干股,用纱布蘸药液,按顺序擦遍头发,并用手反复揉搓10分钟以上,使之浸透全部头发。再给患者戴上帽子包住所有头发,以避免药液挥发,保证药效。24小时后,取下帽子,用篦子篦去死虱和虮,并洗净头发。

(4)灭虱毕,脱下手套,更换患者的衣裤被服,将污衣物装入布口袋内。

(5)脱去隔离衣,装入布口袋,扎好袋口。

(6)整理床单位,协助患者取舒适卧位,清理用物。

3.注意事项

(1)必要时,灭虱前动员患者剪短头发以便于彻底灭虱。剪下的头发装入纸袋内焚烧。

(2)防止药液沾污患者面部及眼部。

(3)注意观察患者的用药反应,如发现仍有活虱,须重复用药。

第三节　皮肤护理

皮肤与其附属物构成皮肤系统。皮肤是人体最大的器官,由表皮、真皮和皮下组织三层组成;皮肤的附属物包括毛发、汗腺、皮脂腺等。皮肤具有保护机体、调节体温、吸收、分泌、排泄及感觉等功能。完整的皮肤具有天然的屏障作用,可避免微生物入侵。皮肤的新陈代谢迅速,其代谢产物如皮脂、汗液及表皮碎屑等,能与外界细菌及尘埃结合形成污垢,黏附于皮肤表面,如不及时清除,可刺激皮肤,造成皮肤瘙痒,降低皮肤的抵抗力,以致破坏其屏障作用,成为微生物入侵的门户,造成各种感染和并发症。

健康的皮肤护理可满足患者身体清洁的需要,促进生理和心理的舒适,增进健康。因此,对于卧床患者或自理能力缺陷的患者,护士应帮助其进行皮肤护理。

一、评估

一个人的皮肤状况可反映其健康状况,皮肤的各种变化可反映机体的变化,为诊断和护理提供依据。护士评估患者的皮肤时应仔细检查,同时还应注意体位、环境等因素对评估准确性的影响。

(一)皮肤的颜色和温湿度

评估皮肤的颜色和温湿度,可以了解皮肤的血液循环情况和患者有无疾病,并为疾病的诊断提供依据,如皮肤苍白、湿冷,提示患者有休克的可能。

(二)皮肤的感觉和弹性

通过触摸可评估患者皮肤的感觉功能和弹性,当皮肤对温度、触摸等存在感觉障碍,提示皮肤具有广泛或局限性损伤。

(三)皮肤的完整性和清洁度

主要检查皮肤有无损伤,损伤的部位和范围;皮肤的清洁度可以通过皮肤的气味、皮肤的污垢油脂等情况来进行评估。

二、皮肤护理技术

(一)淋浴和盆浴

淋浴和盆浴适用于全身情况良好,可以自行完成沐浴过程的患者,护士可根据患者的自理能力提供适当帮助。

1.目的

(1)去除皮肤污垢,保持皮肤清洁,使患者感觉舒适,促进健康。

(2)促进皮肤的血液循环,增强皮肤的排泄功能和对外界刺激的敏感性,预防皮肤感染和压疮等并发症的发生。

(3)促进患者肌肉放松,增加活动,满足其身心需要。

(4)为护士提供观察患者并建立良好护患关系的机会。

2.方法

(1)向患者及其家属解释沐浴的目的,取得合作。

(2)关闭浴室门窗,调节室温在 22~26 ℃,水温在 40~45 ℃。

(3)备齐用物,携带用物送患者进浴室,向患者交代有关事项。例如:调节水温的方法,呼叫铃的应用;不宜用湿手接触电源开关;浴室不宜锁门,以便发生意外时护士可以及时入内;用物放于易取之处。

(4)将"正在使用"的标志牌挂于浴室门上。

(5)注意患者入浴时间,如时间过久应予询问,以防发生意外;当呼叫铃响时,护士应询问或敲门后再进入浴室,协助患者解决相关问题。

3.注意事项

(1)进餐 1 小时后方能沐浴,以免影响消化。

(2)水不宜太热,室温不宜太高,时间不宜过长,以免发生晕厥或烫伤等意外。若遇患者发生晕厥,应立即抬出,使其平卧、保暖,并配合医师共同处理。

(3)妊娠 7 个月以上的孕妇禁用盆浴。创伤、衰弱、有心脏病需要卧床休息的患者,均不宜淋浴或盆浴。传染病患者的淋浴,根据病种按隔离原则进行沐浴。

(二)床上擦浴

床上擦浴适用于病情较重、长期卧床、活动受限和生活不能自理的患者。

1.目的

(1)去除皮肤污垢,保持皮肤清洁,使患者感觉舒适,促进健康。

(2)促进皮肤的血液循环,增强皮肤的排泄功能和对外界刺激的敏感性,预防皮肤感染和压疮等并发症的发生。

(3)促进患者肌肉放松,增加活动,满足其身心需要。

(4)观察患者情况,促进肢体活动,防止发生肌萎缩和关节僵硬等并发症。

2.评估

(1)患者:患者的病情、意识状态、自理程度和皮肤卫生状况、清洁习惯,患者及其家属对皮肤清洁卫生知识的了解程度和要求,是否需要大小便,对皮肤清洁剂有无特殊要求。

(2)环境:温度是否适宜,场地是否宽敞,光线是否充足,有无床帘或窗帘等遮挡设备。

(3)用物:用物是否备齐。

3.计划

(1)患者准备:理解操作目的,知晓操作配合方法,主动配合操作。按需给予便盆。

(2)环境准备:关闭门窗,调节室温至24 ℃左右,拉上窗帘或床帘,或用屏风遮挡,维护患者自尊。

(3)用物准备:备脸盆、水桶(2个,一个盛热水,另一个盛污水);清洁衣裤、清洁被服、大毛巾、浴巾、香皂、小剪刀、梳子、爽身粉、小毛巾(2条)、50 %乙醇。必要时备便盆、便盆布。

(4)护士准备:衣帽整洁,剪短指甲,洗手,戴口罩、手套,熟悉床上擦洗的操作技术。

4.实施

床上擦浴步骤见表2-4。

5.评价

(1)护患沟通良好,患者主动配合。

(2)护士操作规范,动作轻稳、协调,床单位未湿。

(3)患者感觉舒适,未受凉,对操作满意。

6.健康教育

(1)向患者介绍床上擦浴的目的、配合方法及注意事项,嘱患者保持皮肤清洁卫生,避免感染。

(2)教育患者经常观察皮肤,预防感染和压疮等并发症的发生。

7.其他注意事项

(1)擦浴过程中应注意保暖,操作一般应在15~30分钟完成,以防患者受凉和劳累。

(2)护士在操作过程中,应运用人体力学原理,注意节时省力。

表 2-4　床上擦浴

流程	步骤详情	要点与注意事项
1.至床旁		
(1)核对解释	备齐用物,携至床旁放妥,核对,向患者及其家属解释操作目的、配合方法及注意事项	◇确认患者无误;取得患者的信任、理解与配合
(2)安置体位	①酌情放平床头及床尾支架,松开床尾盖被	◇注意保暖,并保护患者隐私
	②协助患者移近护士侧并取舒适体位,保持平衡	◇确保患者舒适,同时注意省力
2.擦洗		
(1)脸、颈	①将脸盆放于床旁桌上,倒入温水至2/3满,并测试水温	◇温水可以促进血液循环和身体舒适,防止受凉
	②将微湿温热小毛巾包在手上呈手套状(图2-7),一手扶托患者头顶部,另一手擦洗患者脸及颈部	◇避免指甲戳伤患者

流程	步骤详情	要点与注意事项
	③先用温热毛巾的不同部位分别擦拭患者两眼,由内眦向外眦擦拭	◇避免交叉感染;不用肥皂,防止引起眼部刺激症状;注意洗净耳后、耳郭等处;酌情使用肥皂
	④再依次擦洗额部、颊部、鼻翼、耳后、下颌,直至颈部	
	⑤用较干的毛巾依次再擦洗一遍	
(2)上肢、双手	①协助患者脱上衣	◇先脱近侧,后脱远侧;如有外伤,先脱健侧,后脱患侧
	②用浴毯遮盖身体	◇尽量减少暴露,注意保护患者隐私,注意保暖,防止受凉
	③在近侧上肢下铺大毛巾	◇避免擦洗时沾湿床单位
	④移去近侧上肢上的浴毯,一手托患者手臂,另一手用涂浴皂的湿毛巾擦洗,由近心端到远心端	◇注意洗净肘部和腋窝等皮肤皱褶处
	⑤再用湿毛巾擦去皂液,清洗毛巾后再擦洗,最后用浴巾边按摩边擦干	
	⑥同法擦洗另一侧	◇酌情换水
	⑦浸泡双手于盆内热水中,洗净、擦干	◇酌情换水,需要时修剪指甲
(3)胸、腹	①将浴巾盖于患者的胸腹部	◇更换清洁用水;女性患者应注意擦净乳房下皱褶处和脐部;擦洗过程中注意观察病情,若患者出现寒战、面色苍白等情况,应立即停止擦洗,给予适当处理;擦洗时还应观察皮肤有无异常
	②一手掀起浴巾,另一手包裹湿毛巾擦洗胸腹部	
(4)背	①协助患者侧卧,背向护士,铺浴巾于患者身下,浴毯遮盖背部	◇更换清洁用水
	②依次擦洗后颈部、背部和臀部	◇擦洗后酌情按摩受压部位
	③协助患者穿衣,平卧	◇先穿远侧;如有伤口,先穿患侧
(5)下肢	①协助患者脱裤,铺浴巾于患者腿下	◇酌情换水
	②擦洗腿部,由近心端到远心端	◇擦洗时应尽量减少暴露,注意保护患者隐私
	③同法擦洗另一侧	
	④协助患者屈膝,置橡胶单、浴巾和足盆于患者足下	◇换水、换盆、换毛巾
	⑤逐一浸泡、洗净和擦干双脚	
(6)会阴	①铺浴巾于患者臀下	◇换水、换盆、换毛巾
	②协助或指导患者冲洗会阴	◇女性患者应由前向后清洗
	③为患者换上清洁的裤子	
3.整理	①酌情为患者梳发、更换床单等	
	②整理床单位	
	③安置患者于舒适卧位,开窗通风	
	④清理用物,洗手,记录	

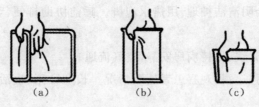

图 2-7 包小毛巾法

第四节 晨晚间护理

护理人员根据患者的病情需要及生活习惯,于晨间及晚间所提供的以满足日常清洁卫生需要为主的护理措施,称晨晚间护理。

一、晨间护理

(一)意义

(1)使患者清洁、舒适,预防压疮及肺炎等并发症的发生。

(2)保持病床和病房整洁。

(3)护士可借机观察和了解患者病情,为诊断、治疗和调整护理计划提供依据。

(4)密切护患关系。

(二)内容

晨间护理一般于晨间诊疗工作前完成。

1.能离床活动、病情较轻的患者

鼓励患者自行洗漱,包括刷牙、漱口、洗脸、梳发等,既可促进患者离床活动,使全身的肌肉、关节得到运动,又可增强其康复信心。护士协助整理床单位,根据清洁程度更换床单等。

2.病情较重、不能离床活动的患者

如危重、高热、昏迷、瘫痪、大手术后或年老体弱患者。

(1)协助患者完成日常清洁需要。例如,协助患者排便、刷牙、漱口,病情严重者应给予口腔护理;协助洗脸、洗手、梳头;协助患者翻身并检查其全身皮肤有无受压变红,用湿热毛巾擦洗背部,酌情进行皮肤按摩。

(2)整理床单位,按需要更换衣服和床单。

(3)了解患者睡眠情况及病情变化,给予必要的心理护理和健康教育,鼓励患者早日康复。

(4)适当开窗通风,保持病房空气新鲜。

二、晚间护理

(一)意义

(1)创造良好的睡眠环境,使患者能舒适入睡。

(2)了解病情变化,并进行心理护理。

(二)内容

(1)协助患者进行日常清洁卫生工作,如刷牙、漱口或特殊口腔护理、洗脸、洗手,擦洗背部、臀部,女性患者给予会阴清洁护理,用热水泡脚。睡前协助排便,整理床单位,酌情更换衣服、增减衣被。

(2)调节室内温度和光线,保持病房安静,空气流通。

(3)患者入睡后应加强巡视,观察患者睡眠情况。长期卧床、生活不能自理者定时协助翻身,预防压疮。

(三)协助卧床患者使用便盆

1.目的

保持病室整洁,空气清新,使患者清洁、舒适、易入睡,协助卧床患者排便,满足患者的生理需要,观察了解病情和患者心理需求,做好心理护理。

2.评估

(1)患者:自理程度、病情、意识和配合能力,目前卧位。

(2)环境:温度是否适宜,是否有其他人在场,是否有人进食等。

(3)用物:衣物及便器是否清洁、无破损。

3.计划

(1)患者准备:了解便盆使用的目的及配合方法。

(2)环境准备:关闭门窗,屏风遮挡,请异性回避,冬季视情况调节室温。

(3)用物准备:便盆和便盆巾,一次性手套,手纸(患者自备),必要时备温水和屏风。

(4)护士准备:衣帽整洁,洗手,戴口罩。

4.实施

协助卧床患者使用便盆步骤见表 2-5。

表 2-5　协助卧床患者使用便盆

流程	步骤详情	要点与注意事项
1.保护床单	解释后,酌情铺橡胶单和中单于患者臀下	◇或使用一次性垫巾,以保护床单位不被沾湿。已有垫巾者无须另铺
2.脱裤	协助患者脱裤	◇必要时抬高床头以利于排便
3.放便盆	(1)能配合患者(图 2-8a):协助患者屈膝、一手托起患者腰骶部,同时嘱患者抬高臀部;另一手将便盆置于患者臀下后。嘱患者放下臀部	◇便盆阔边朝向患者头端,开口端朝向足部;患者臀部抬起足够高,才可放入便盆,不可强塞便盆
	(2)不能自主抬高臀部者或侧卧者,将便盆侧立患者臀后(图 2-8b),护士一手扶住便盆使其贴近臀部,另一手帮助患者转向平卧;检查患者的臀部是否在便盆中央	◇注意便盆方向正确
4.待排便	把卫生纸和呼叫器放于患者易取处,告知呼叫器使用方法	◇患者排便时应避免不必要的打扰
5.排便后处理	(1)确认患者已排便后,护士戴上手套	◇必要时进行
	(2)协助擦净肛门	
	(3)嘱患者抬高臀部,或托起患者腰骶部,迅速取出便盆	◇不可硬拉便盆
	(4)盖上便盆巾	
	(5)嘱患者自行穿裤,或协助患者穿裤	

续表

流程	步骤详情	要点与注意事项
	(6)处理便盆,脱去手套	◇注意观察患者大小便性状情况,以协助诊断和治疗
	(7)整理床单位,协助患者取舒适卧位,洗手	
	(8)记录大便的颜色、性质及量	◇必要时进行

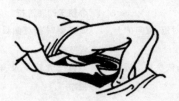 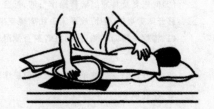

（a）协助能配合的患者使用便器　　（b）协助不能自主抬高臀部的患者使用便器

图 2-8　给便盆法

5.评价

(1)护患沟通良好,患者主动配合。

(2)护士操作规范,动作轻稳、协调、顺利。

(3)患者自觉舒适、满意,未受损伤。

6.健康教育

(1)向患者介绍便盆的使用方法及注意事项。

(2)指导患者及其家属掌握便盆的具体使用方法。

(3)向患者及其家属讲解卧床患者使用便盆的必要性。

(四)卧有患者床整理法

1.目的

(1)使病床平整无皱褶、无碎屑,患者睡卧舒适,预防压疮,保持病房整洁美观。

(2)整理床单位时,协助患者变换卧位姿势,减轻疲劳,预防压疮及坠积性肺炎。

2.评估

(1)患者:自理程度、病情和意识,皮肤受压情况,有无各种导管、伤口牵引等,能否翻身,床单位的具体情况(凌乱程度和清洁程度)等。

(2)环境:环境是否适宜进行床单位整理,如是否有人进食、换药或进行其他治疗等。

(3)用物:用物是否备齐,床档是否处于备用状态。

3.计划

(1)患者准备:向患者及其家属解释卧有患者床整理法的目的和注意事项,取得合作,患者病情允许时可暂时放平床头。

(2)环境准备:环境宽敞、明亮、安静,必要时关闭门窗。

(3)用物准备:床刷,一次性刷套或半干的、浸有消毒液的扫床巾,污巾盆,必要时备床档。

27

(4)护士准备:衣帽整洁,洗手,戴口罩。

4.实施

卧有患者床整理步骤见表2-6。

表2-6 卧有患者床整理法

流程	步骤详解	要点与注意事项
1.核对解释	(1)备齐用物,携至床旁放妥,核对并检查床单位	◇确认患者的需要
	(2)向患者及其家属解释操作目的、配合方法及注意事项	◇取得患者的信任、理解与配合
2.安置体位	移开床旁桌椅,酌情放平床头和床尾支架	◇便于彻底清扫
3.扫床单	(1)将枕头移向对侧,协助患者翻身侧卧于对侧,背向护士	◇必要时在对侧设床档,严防患者坠床
	(2)松开近侧各层被单,用扫床巾包裹床刷,依次扫净近侧中单、橡胶单	◇将患者枕下及身下各层彻底扫净
	(3)将近侧中单、橡胶单搭在患者身上	
	(4)自床头至床尾扫净大单上碎屑	
	(5)将扫净单逐层拉平铺好	
	(6)将枕头移向近侧,协助患者侧卧于已整理侧	◇面向患者协助翻身,必要时设床档以防坠床
	(7)转至对侧,同上法逐层扫净、铺好各单	
4.整理盖被	协助患者取舒适卧位,整理盖被,将棉胎与被套拉平,叠成被筒为患者盖好	◇动作幅度勿过大,以免产生气流使患者受凉
5.拍松枕头	取下枕头,拍松后放于患者头下	
6.整理	(1)按需支起床上支架,还原床旁桌椅,保持病房整洁美观	◇一次性刷套投入医疗废物桶,非一次性扫床巾应一人一巾,用后集中清洗、消毒,传染病患者的用物应先消毒
	(2)整理用物	
	(3)洗手,酌情记录	

5.评价

(1)护患沟通良好,患者主动配合。

(2)护士操作规范,动作轻稳、协调、安全、顺利。

(3)患者自觉舒适,未发生坠床等意外事件,床单位美观舒适。

6.健康教育

(1)向患者介绍卧有患者床整理的目的、配合方法及注意事项。

(2)使患者及其家属了解卧有患者床整理的重要意义。

(3)教会家庭病床的家属正确进行卧有患者床整理的方法。

(五)卧有患者床更换床单法

1.目的

(1)使病床保持洁净干燥,平整无皱褶、无碎屑,患者睡卧舒适,保持病房整洁美观。

(2)整理床单位时,协助患者变换卧位姿势,减轻疲劳,预防压疮及坠积性肺炎。

2.评估

(1)患者:自理程度、病情和意识,能否翻身侧卧,床上用品的清洁程度,是否需要排便。

（2）环境：温度是否适宜，场地是否宽敞，光线是否充足，同室病友是否有人进食、换药或进行其他治疗等。

（3）用物：用物是否备齐，床档是否处于备用状态，必要时还需准备干净衣裤。

3.计划

（1）患者准备：理解操作的目的、注意事项，主动配合操作。

（2）环境准备：环境宽敞、明亮，移去障碍物以便于操作。酌情调整室温，关闭门窗。

（3）用物准备：清洁的大单、中单、被套、枕套、床刷、一次性刷套或扫床巾，按需要备患者衣裤、床档等，必要时备便盆。

（4）护士准备：衣帽整洁，洗手，戴口罩。

4.实施

卧有患者床更换床单法见表2-7。

5.评价

（1）护患沟通良好，解释符合临床实际，患者主动配合。

（2）护士操作规范熟练，手法轻稳，运用省力原则，动作应协调一致。

（3）患者舒适安全，未暴露。

6.健康教育

（1）向患者介绍卧有患者床更换床单的目的、配合方法及注意事项。

（2）让患者及其家属了解卧有患者床更换床单的意义。

（3）教会家庭病床患者的家属进行卧有患者床更换床单的方法。

表 2-7　卧有患者床更换床单法

流程	步骤详情	要点与注意事项
1.床旁		
（1）核对	备齐用物，携至床旁放妥，核对	◇确认患者的需要
（2）解释	向患者及其家属解释操作目的、配合方法及注意事项	◇取得患者的信任、理解与配合
（3）移桌椅	①移开床旁桌距床边 20 cm，移开床旁椅距床尾 15 cm	◇移动距离与铺备用床相同
	②将清洁被服按更换顺序放于床尾椅上	
	③若患者病情允许可放平床头和床尾支架	
2.换床单		
（1）松被	酌情拉起对侧床档，松开床尾盖被，协助患者侧卧对侧，背向护士，枕头随之移向对侧	◇能翻身者 ◇动作轻稳，防坠床
（2）扫单	①松开近侧各单，将污中单正面向内卷入患者身下 ②扫净橡胶单上的碎屑，将橡胶单搭在患者身上 ③将污大单正面向内卷入患者身下，扫净床褥碎屑，并拉平床褥	◇采用湿式方法清扫
（3）铺近侧单	①取清洁大单，将清洁大单中线与床中线对齐展开 ②将远侧半幅正面向内卷紧塞入患者身下（图 2-9），近侧半幅自床头、床尾、中部按顺序展开拉紧铺好	◇中线与床中线对齐 ◇表面平整，无皱褶；拉紧各单，特别注意患者身下各层单子

续表

流程	步骤详情	要点与注意事项
	③放下橡胶单,铺上清洁中单,将远侧半幅正面向内卷紧塞入患者身下,近侧半幅中单连同橡胶单一并塞于床垫下铺好	◇大单包斜角,四角平整,无松散;表面平整,无皱褶
(4)改变卧位	移枕头并协助患者翻身侧卧于铺好的一侧,面向护士	◇酌情拉起近侧床档,放下对侧床档
(5)铺对侧单	①转至对侧,松开各单,将污中单卷至床尾大单上,扫净橡胶中单上的碎屑后搭于患者身上,然后将污大单从床头卷至床尾,与污中单一并放在护理车污衣袋内或护理车下层	
	②扫净床褥上碎屑,依次将清洁的大单、橡胶中单、中单逐层拉平铺好	◇采用湿式方法清扫;表面平整,无皱褶
	③移枕于床正中,协助患者平卧	
3.换被套	①松开被筒,解开污被套尾端带子,取出棉胎盖患者身上,并展平	◇减少暴露患者;棉胎潮湿者应更换
	②将清洁被套正面向内平铺在棉胎上	
	③一手伸入清洁被套内,抓住被套和棉胎上端一角,翻转清洁被套,同法翻转另一角	
	④翻转清洁被套,整理床头棉被,一手抓棉被下端,一手将清洁被套往下拉平,同时顺手将污被套撤出放入护理车污衣袋或护理车下层	
	⑤棉被上端可压在枕下或请患者抓住,护士至床尾将清洁被套逐层拉平系好带子,铺成被筒为患者盖好	◇被筒对称,两边与床沿齐,被尾整齐,中线正,内外无皱褶
4.换枕套	取出枕头,更换清洁枕套,拍松枕头	
5.协助整理	①枕套开口背门,放于患者头下	
	②支起床上支架,还原床旁桌椅,协助患者取舒适卧位,整理床单位,保持病房整洁美观	
	③扫床巾集中消毒清洗,污被服送供应室	◇一次性刷套投入医疗废物桶
	④洗手,记录	

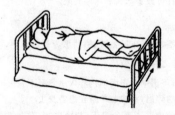

图 2-9　卧有患者床更换床单法

第三章　给药护理

第一节　药物疗法概述

一、药物的基本知识

(一)药物的基本作用

1.药理效应

药理效应是药物作用的结果,是机体反应的表现,实际上是促使机体器官原有功能水平的改变。一般分为以下2点。

(1)兴奋剂:使机体系统和器官活性增高,如呼吸兴奋剂。

(2)抑制剂:使机体系统和器官活性降低,如镇静、安眠药。

2.药物作用的临床效果

(1)治疗作用:药物作用的结果有利于改变患者的生理、生化功能或病理过程,使患者机体恢复正常。包括以下几种。①对因治疗。用药目的在于消除原发致病因子,彻底治愈疾病。例如抗生素杀灭体内致病微生物,起"治本"作用。②对症治疗。用药目的在于改善疾病症状,起"治标"作用。如休克、心力衰竭、脑水肿、哮喘时所采取的对症治疗。③补充治疗。也称替代治疗。用药的目的在于补充营养物质或内源性活性物质(如激素)的不足。可部分起到对因治疗的作用,但应注意解决引起该物质缺乏的病因。

(2)不良反应:凡不符合用药目的,并为患者带来痛苦的反应统称为不良反应。包括:①不良反应是药物固有的作用,指药物在治疗剂量下出现与治疗目的无关的作用,可能给患者带来不适或痛苦。如阿托品用于解除胃肠痉挛时,可引起口干、心悸、便秘等不良反应。②毒性反应:绝大多数药物都有一定的毒性,可发生急性或慢性中毒,致畸胎、致癌、致突变等。③后遗效应:停药以后血浆药物浓度已降至阈浓度以下时残存的生物效应。如服巴比妥类催眠药后,次日晨的宿醉现象。④特殊反应:与药理作用无关,难以预料的不良反应,如变态反应。

(二)药物的种类、领取和保管

1.药物的种类

常用药物的种类依据给药的不同途径可分为以下几种。

(1)内服药:包括片剂、丸剂、散剂、胶囊、溶液、酊剂和合剂等。

(2)注射药:包括水溶液、混悬液、油剂、结晶和粉剂等。

(3)外用药:包括软膏、搽剂、酊剂、洗剂、滴剂、粉剂、栓剂、涂膜剂等。

(4)其他类:粘贴敷片、胰岛素泵、植入慢溶药片等。

2.药物的领取

药物的领取需凭医师的处方进行。通常门诊患者按医师处方在门诊药房自行领取药物,住院患者的药物领取由住院药房(又称中心药房)根据医师处方负责配备,病区护士负责领取,一般如下。

(1)病区设有药柜,存放一定基数的常用药,按期根据消耗量领取、补充。

(2)剧毒药、麻醉药类,病区内设有固定数量的此类药品,使用后凭专用处方和空瓶领取、补充。

(3)患者日常治疗用药根据医嘱由中心药房专人负责配药、核对,病区护士负责再次核对并领取。

3.药物的保管

药物的性质通常决定了药物的保管方法。

(1)药柜位置符合要求并保持整洁:药柜应放在通风、干燥、光线明亮并避免阳光直射处;药柜由专人负责并保持清洁;药物放置整齐,标签醒目。

(2)药物应分类存放、标签明确:药物应按内服、外用、注射、剧毒等分类放置,并按有效期的先后顺序排列;剧毒药、麻醉药应加锁由专人保管,班班交接。药瓶标签明确、字迹清楚,注明药物名称、剂量、浓度。一般内服药用蓝色边标签、外用药用红色边标签、剧毒药和麻醉药用黑色边标签,当标签脱落或辨认不清时应及时处理。

(3)定期检查药品质量以确保安全:按照规定定期检查药品质量,如发现药品有沉淀、浑浊、异味、变色、潮解、变性,超过有效期等,应立即停止使用。

(4)根据药物的不同性质分别保存。①易挥发、潮解、风化的药物及芳香性药物均须装瓶密盖保存。如乙醇、干酵母、糖衣片等。②易燃、易爆的药物,须密闭并单独存放于阴凉低温处,远离明火,以防意外。如环氧乙烷、乙醚、乙醇等。③易氧化和遇光变质的药物,应用深色瓶盛装或放在黑纸遮光的纸盒内,置于阴凉处。如维生素 C、氨茶碱、盐酸肾上腺素等。④遇热易破坏的药物,应置于干燥阴凉(约 20 ℃)处或按要求冷藏于 2~10 ℃的冰箱内。如疫苗、清蛋白、青霉素皮试液等。⑤患者个人专用药,应单独存放并注明床号、姓名。

(三)给药途径

根据患者和药物双方面的因素,确定给药的途径。不同途径给药时药物吸收的量和程度可不同,因而影响药物作用的快慢和强弱。目前临床常用的给药途径有以下几种。

1.口服给药法

口服给药法是最常用的给药途径。药物经口服至消化道,主要经肠壁吸收,经门脉至肝脏,再经血循环达全身各部分的组织细胞,从而发挥全身疗效。多数药物口服虽然方便有效,但吸收较慢,欠完全,不适用于昏迷及婴儿等不能口服的患者。

2.注射给药法

把无菌药液注射到皮内、皮下、肌肉或静脉,被毛细血管吸收,再经血循环被组织利用,药物可全部吸收,一般较口服快。

3.吸入给药法

雾化气体或挥发性药物自雾化装置从口、鼻吸入,从而达到局部或全身治疗的目的。

4.舌下含服法

药物舌下含服经口腔黏膜吸收,不经过肝门静脉,故可避免首关消除,吸收较迅速。

5.直肠给药法

一些油性栓剂可由肛门给药,由直肠吸收。

6.黏膜给药法

某些药物可经直肠、阴道、尿道、口腔、咽喉、眼结膜及鼻黏膜吸收。

二、给药原则

(一)根据医嘱给药

严格按医嘱执行,对有疑问的医嘱,了解清楚后才能给药,不能盲目执行。

(二)严格执行查对制度

1.三查

操作前、操作中、操作后查(查七对内容)。

2.七对

对床号、姓名、药名、浓度、剂量、方法、时间。

(三)正确给药

1.备药

严格遵守操作规程,认真负责,精力集中。正确掌握给药剂量,备好的药物应及时使用,避免久置引起药物污染或药效降低等。

2.给药

给药前查对无误后,向患者做好解释,以取得合作。护士要以真诚和蔼的态度、熟练的技术给药,以减轻患者的恐惧、不安与痛苦,并给予相应的用药指导,对易发生变态反应的药物,使用前了解患者的过敏史,必要时做过敏试验。

(四)用药后的观察

观察用药后疗效和不良反应,对易引起变态反应及毒副反应较大的药物更应注意,必要时做好记录。发现给药错误,及时报告、处理。

三、给药次数和时间

给药次数和时间取决于药物的半衰期,以维持有效血药浓度和发挥最大药效为最佳选择,同时考虑药物的特性及人体的生理节奏。

(一)给药时间

1.清晨空腹给药

由于清晨胃肠内基本无食物干扰,服药后可迅速进入小肠,吸收并发挥药效,奏效快。但空腹给药应注意选择无刺激性或刺激性较小的药物,以免影响患者食欲,加重痛苦。

2.饭前给药

饭前给药指饭前30分钟给药。如口服健胃药,能促进胃酸分泌,增进食欲;口服收敛剂鞣酸蛋白,可迅速进入小肠,分解出鞣酸,达到止泻作用;口服胃黏膜保护药,使其充分作用于胃壁,可起保护作用;应用抗酸药,由于胃空容易发生效应;应用肠道抗感染药和利胆药,使药物不被胃内容物稀释,尽快进入小肠,发挥疗效。

3.饭时给药

饭前10～15分钟或饭后给助消化药和胃蛋白酶合剂等,可及时发挥作用。

4.饭后给药

临床用的口服药多在饭后给服,如阿司匹林、水杨酸钠、硫酸亚铁等,因饭后胃内容物多,药物与其混合可避免对胃黏膜的刺激,以便减轻恶心、呕吐等消化道症状。

5.睡前治疗(睡前 15~30 分钟)

诱导催眠药应在睡前服,如安定、甲喹酮、水合氯醛等,有利于适时入眠;缓泻药也在睡前服,如酚酞、液体石蜡、大黄等。服后 8~12 小时生效,于翌晨即可排便。

(二)给药次数

药物的生物利用度、血药浓度、药物的生物转化和排泄等均有其本身的昼夜节律性改变,即昼夜间的不同时间机体对药物的敏感性不同。如肾上腺皮质激素于每天上午 7:00-8:00 为分泌高峰,午夜则分泌最小。如果 7:00-8:00 给予肾上腺皮质激素类药物,则对下丘脑垂体促皮质激素释放的抑制程度要比传统的分次给药轻得多。因此,临床上须长期应用皮质激素做维持治疗的患者,多采用日总量于早晨一次给予的方法,这样可提高疗效,减轻不良反应。因此,最佳的给药时间和次数,要根据机体对药物反应的节律性来确定。另外,给药的次数还应根据半衰期确定,半衰期短的药物应增加给药次数,如每 4 小时 1 次,每 6 小时 1 次。在体内排泄慢的药物应延长给药时间。

四、护士在给药过程中的职责

给药是一个连续的过程,在这一过程中患者的安全至关重要,护士应做到以下几点。

(1)掌握药物的名称、主要成分、药理作用(包括相互作用和不良反应)和有期限性药的作用。

(2)为使药物达到应有的疗效,应掌握合理的给药时间。给药的时间是根据药物的吸收、有效血液浓度的持续时间与排泄的快慢而决定的。为了使药物在血液中保持有效浓度,以达到治疗目的,护士必须在指定时间给药,使药物能达到应有的疗效。

(3)掌握准确的给药途径:给药途径是根据患者疾病情况、预期疗效及药物种类不同而选用的。同一药物可采用多种给药途径,如口服、皮下注射、肌内注射、静脉注射等,而达到同一治疗目的。

(4)掌握准确的剂量和浓度,了解药物的剂量、中毒量与致死量,药物的剂量随年龄、体重与体表面积而异。用药需要达到一定剂量才能起到治疗作用。在一定范围内,药物的治疗作用随其剂量的加大而增强,但是超过了一定的范围,则会使患者发生中毒,甚至死亡,因此在用药时必须掌握准确的剂量。

(5)掌握哪些药物易发生变态反应:评估患者的药物史、过敏史,使用过程中应按需进行过敏试验,加强病情观察。

(6)服用某些特殊药物,应密切观察病情和疗效。记录患者用药期间的反应。计划并评价患者用药期间的护理措施。

(7)参与药物的保管、贮存。

(8)指导患者安全用药,如指导患者掌握服药的剂量、时间等。

(9)保护用药者的权利,确保其安全与舒适。

(10)对有疑问的医嘱应"质疑",拒绝提供不安全的药物。

五、给药的目的

采用不同途径、不同方法给药,能够满足患者的不同需要,通过给药可达到以下目的。

(一)预防疾病、增强体质

各种疫苗、免疫增强剂、维生素、微量元素可提高机体免疫力和抵抗疾病的能力,达到预防的作用。

(二)治疗疾病及减轻症状

各种抗生素可控制感染,抗风湿、抗结核等药物都能达到治疗的目的。止痛药可减轻疼痛,缓解患者症状。

(三)协助诊断

可利用药物的特殊性质与排泄特点协助诊断:如造影剂可做心脏造影,协助诊断冠状动脉狭窄;利用酚红的排泄可检测肾功能等。

第二节 口服给药法

药物经口服后,被胃肠道吸收和利用,起到局部治疗或全身治疗的作用。

一、摆药

(一)用物

药柜(内有各种药品)、药盘(发药车)、小药卡、药杯、量杯(10~20 mL)、滴管、药匙、纱布或小毛巾、小水壶(内盛温开水)、服药单。

(二)操作方法

1.准备

洗净双手,戴口罩,备齐用物,依床号顺序将小药卡插于药盘上,并放好药杯。

2.按服药单摆药

一个患者的药摆好后,再摆第二个患者的药,先摆固体药再摆水剂药。

(1)固体药:左手持药瓶(标签在外)、右手掌心及小指夹住瓶盖,拇指、示指和中指持药匙取药,不可用手取药。

(2)水剂:先将药水摇匀,左手持量杯,拇指指在所需刻度,使量杯与视线处于同一水平,右手持药瓶,标签向上,然后缓缓倒出所需药液。应以药液低面的刻度为准。同时有几种水剂时,应分别倒入另一药杯内。更换药液时,应用温开水冲洗量杯。倒毕,瓶口用湿纱布擦净,然后放回原处。

3.其他

(1)药液不足 1 mL 须用滴管吸取计量。1 mL≈15 滴,滴管须稍倾斜。为使药量准确,应滴入已盛好少许冷开水的药杯内,或直接滴于面包上或饼干上服用。

(2)患者的个人专用药,应注明姓名、床号、药名、剂量,以防差错。专用药不可借给他人用。

(3)摆完药后,应根据服药单查对 1 次,再由第二人核对无误后,方可发药。如需磨碎的药,可用乳钵研碎。用清洁巾盖好药盘待发。清洗滴管、乳钵等,清理药柜。

二、发药

(一)用物

温度适宜的开水、服药单、发药车。

(二)操作方法

1.准备

发药前先了解患者的情况,暂不能服药者,应做交班。

2.发药查对,督促服药

按规定时间,携服药单送药到患者处,核对服药单及床头牌的床号、姓名,并呼唤患者姓名,准确听到回答后再发药,待患者服下后方可离开。

3.合理掌握给药时间

(1)抗生素、磺胺类药物应准时给药,以保持在血液中的有效浓度。

(2)健胃、助消化药物宜在饭前或饭间服。对胃黏膜有刺激的药宜在饭后服。

(3)对呼吸道黏膜有安抚作用的保护性止咳剂,服后不宜立即饮水,以免稀释药液,降低药效。

(4)某些由肾脏排出的药物,如磺胺类,尿少时可析出结晶,引起肾小管堵塞,故应鼓励患者多饮水。

(5)对牙齿有腐蚀作用和使牙齿染色的药物,如铁剂,可用饮水管吸取,服后漱口。

(6)服用强心苷类药物应先测脉率、心率及节律,若脉率低于 60 次/min 或节律不齐时不可服用。

(7)有配伍禁忌的药物,不宜在短时间内先后服用,如呋喃妥因与碳酸氢钠溶液等碱性药液。

(8)安眠药应就寝前服用。

发药完毕,再次与服药单核对 1 次,看有无遗漏或差错。药杯集中处理。清洁药盘放回原处。需要时做好记录。

(三)注意事项

(1)严格遵守三查七对制度(操作前、中、后查,对床号、姓名、药名、剂量、浓度、时间、方法),防止发生差错。

(2)老、弱、小儿及危重患者应协助服药,鼻饲者应先注入少量温开水,后将研碎溶解的药物由胃管注入,再注入少量温开水冲胃管。更换或停止药物,应及时告诉患者,若患者提出疑问,应重新核对清楚后再给患者服下。

(3)发药后,要密切观察患者服药后效果及有无不良反应,若有反应应及时与医师联系,给予必要的处理。

三、中心药站

有些医院设有中心药站,一般设在与各病房距离适中的位置,以便全院各病区领取住院患者用药。

病区护士每天上午于查房后把药盘、长期医嘱单送至中心药站,由药站专人处理医嘱、摆药、核对。口服药摆 3 次/d 的量,注射药物按一日总量备齐。然后由病区护士当面核对无误后,取回病区,按规定时间发药,发药前须经另一人核对。

各病区另设一药柜,备有少量常用药、贵重药、针剂等,作为临时应急用。所备之药须有固定基数,用后及时补充,交接班时按数点清。

第三节　吸入给药法

一、氧气雾化吸入法

氧气雾化吸入法是利用氧气或压缩空气的压力,使药液形成雾状,让患者吸入呼吸道,以达到治疗目的的给药方法。

(一)目的

(1)治疗呼吸道感染,消除炎症和水肿。

(2)解除支气管痉挛。

(3)稀释痰液,帮助祛痰。

(二)用物

(1)氧气雾化吸入器。

(2)氧气吸入装置1套(不用湿化瓶)或压缩空气机1套。

(3)药物根据病情而定。要求药液为水溶性、黏稠度低、对黏膜无刺激性、pH呈中性、对患者无变态反应时方可作雾化吸入用。

(三)氧气雾化吸入器的原理

雾化吸入器为一特制的玻璃装置,共有5个口,球形管内盛药液,A管口接上氧气或压缩空气,当手按住B管口时,迫使高速气流从C管口冲出,则D管口附近空气压力突然降低,形成负压,而球内药液面大气压强比D管口压强大。因此,球管内药液经D管被吸出上升至D管口时,又被C管口的急速气流吹散成为雾状微粒,从E管口冲出,被吸入患者呼吸道。

(四)操作方法

(1)按医嘱抽取药液,并用生理盐水或蒸馏水稀释至3~5 mL后注入雾化器。

(2)能起床者可在治疗室内进行;不能下床者则将用物携至患者处,核对无误后向患者解释,以取得合作。

(3)助患者取舒适卧位,半卧位或坐位,助患者漱口,以清洁口腔。

(4)将雾化器A管口与氧气胶管相连接,调节氧流量达6~10 L/min,使药液喷成雾状,即可使用。

(5)助患者持雾化器,将喷气E管口放入口中,并嘱紧闭口唇,吸气时以手指按住B管口,呼气时松开B管口。如此反复进行,若患者感到疲劳,可松开手指,休息片刻再进行吸入,直到药液全部雾化为止。一般10~15分钟即可将5 mL药液雾化完。

(6)治疗结束,取下雾化器,关闭氧气,助患者漱口,询问患者有无需要,整理床单。

(7)清理用物,按要求消毒、清洁雾化器,待干后备用。

（五）注意事项

（1）对初次治疗者,应教给其使用氧气雾化器的方法。嘱患者吸入时,应作深吸气,以使药液到达支气管,呼气时,须将手指离开B管口,以防药液丢失。

（2）氧气雾化器的药液必须浸没D管底部,否则药液不能喷出。

（3）氧气装置上的湿化瓶要取下,否则湿润的氧气将使雾化器的药液被稀释。

二、超声波雾化吸入法

超声波雾化吸入是应用超声波声能,将药液变成细微的气雾,随患者的吸气而进入呼吸道及肺泡的给药方法。超声波雾化的特点是雾量大小可以调节,雾滴小而均匀,直径在 5 μm 以下。药液随患者深而慢的呼吸可到达终末支气管及肺泡。

（一）目的

（1）消炎、镇咳、祛痰。

（2）解除支气管痉挛,使气道通畅,从而改善通气功能。

（3）呼吸道烧伤或胸部手术者,可预防、控制呼吸道感染。

（4）配合人工呼吸器,湿化呼吸道或间歇雾化吸入药液。

（5）应用抗癌药物治疗肺癌。

（二）用物

治疗车上放超声波雾化器1套,以及药液、蒸馏水。

（三）超声波雾化的原理

超声波雾化器通电后,超声波发生器输出高频电能,使水槽底部晶体换能器发生超声波声能,声能振动雾化罐底部的透声膜,作用于雾化罐内的液体,破坏了药液表面的张力和惯性,使药液成为微细的雾粒,通过管道随患者吸气而进入呼吸道,吸入肺泡。

（四）操作方法

（1）水槽内放冷蒸馏水。蒸馏水要浸没雾化罐底部的透声膜。

（2）按医嘱将药液 30~50 mL 放入雾化罐内,检查无漏水后,放入水槽内,将水槽盖盖紧。

（3）备齐用物携至患者处,核对无误后说明情况,以取得合作。

（4）接通电源,先开电源开关,指示灯亮,预热 3 分钟,定时 15~20 分钟再开雾化开关,指示灯亮,根据需要调节雾量(高档 3 mL/min、中档 2 mL/min、低档 1 mL/min),一般用中档。

（5）患者吸气时,将面罩置于口鼻上,呼气时启开,或将口含嘴放口中,闭口作深吸气,呼气时张口。

（6）治疗毕,先关雾化开关,再关电源开关,否则电子管易损坏。若有定时装置则到"OFF"位雾化自动停止,这时要关上电源开关。助患者取舒适卧位,整理床单。

（7）放掉水槽内的水,按要求消毒清洗雾化罐、送风管、面罩或吸气管等,并擦干备用。

（五）注意事项

（1）水槽内无水切勿开机,否则会烧毁机心。

（2）若需连续使用时,每次须间歇 30 分钟,并更换水槽内的蒸馏水,保证水温不超过 50 ℃。

（3）水槽底部的压电晶体片和雾化罐的透声膜,质脆且薄,易破损,操作中不可用力按压,操作结束只能用纱布轻轻吸水。

（4）每次用毕切断电源开关,雾量调节旋钮应旋至"0"位。

第四节　滴入给药法

一、眼滴药法

(一)目的

(1)防治眼病。

(2)眼部检查:如散瞳验光或查眼底。

(3)用于诊断性染色,如滴荧光素检查结膜、角膜上皮有无缺损或做泪道通畅试验。

(二)用物

治疗盘内按医嘱备眼药水或眼药膏,消毒干棉球罐,弯盘,治疗碗内置浸有消毒液的小毛巾。

(三)操作方法

(1)洗净双手,戴口罩。备齐用物携至患者处,核对无误后向患者解释,以取得合作。

(2)助患者取仰卧位或坐位,头略后仰,用干棉球拭去眼分泌物、眼泪。

(3)嘱患者眼向上视,左手取一干棉球置于下眼睑处,并轻轻拉下,以露出下穹隆部,右手滴一滴眼药于下穹隆部结膜囊内后,轻提上眼睑覆盖眼球,使药液充满整个结膜囊内。

(4)以干棉球拭去溢出的眼药水,嘱患者闭眼1~2分钟。

(四)注意事项

(1)用药前严格遵守查对制度,尤其对散瞳、缩瞳及腐蚀性药物更要谨慎。每次为每位患者用药前,均须用消毒液消毒手指,以免交叉感染。

(2)药液不可直接滴在角膜上,并嘱患者滴药后勿用力闭眼,以防药液外溢。

(3)若用滴管吸药,每次吸入不可太多,亦不可倒置,滴药时不可距眼太近,应距眼睑2~3 cm。勿使滴管口碰及眼睑或睫毛,以免污染。

(4)若滴阿托品、毒扁豆碱、呋索碘铵等有一定毒性的药液,滴药后应用棉球压迫泪囊区2~3分钟,以免药液经泪道流入泪囊和鼻腔,被吸收后引起中毒反应,对儿童用药时应特别注意。

(5)易沉淀的混悬液,如可的松眼药水,滴药前要充分摇匀后再用,以免影响药效。

(6)正常结膜囊容量为0.02 mL,滴眼药时每次1滴即够用,不宜太多,以免药液外溢。

(7)用药时一般先右眼后左眼,以免用错药,如左眼病较轻,应先左后右,以免交叉感染。角膜有溃疡或眼部有外伤或眼球手术后,滴药后不可压迫眼球,也不可拉高上眼睑。

(8)数种药物同时使用时,前后两种药之间必须稍有间歇,不可同时滴入,如眼药水与眼膏同时用,应先滴药水,后涂眼膏。

二、鼻滴药法

(一)目的

治疗鼻部疾病或术前用药。

（二）用物

治疗盘内按医嘱备滴鼻药水或药膏、无菌干棉球罐、弯盘。

（三）操作方法

（1）备齐用物至患者处，说明情况，以取得合作。嘱患者先排出鼻腔内分泌物，或先行洗鼻。

（2）仰头位：适用于后组鼻窦炎或鼻炎患者。助患者仰卧，肩下垫枕头垂直后仰或将头垂直后仰悬于床沿，前鼻孔向上，手持一棉球以手指轻轻拉开鼻尖，使鼻孔扩张。一手持药液向鼻孔每侧滴入 2～3 滴，棉球轻轻塞于前鼻孔。

（3）侧头位：适用于前组鼻窦窦窦炎患者。卧向患侧，肩下垫枕，使头偏患侧并下垂，将药液滴入下方鼻孔2～3 滴，棉球轻轻塞入前鼻孔。

（四）注意事项

（1）滴药时，滴瓶或滴管应置于鼻孔上方，勿触及鼻孔，以免污染药液。

（2）为使药液分布均匀和到达鼻窦的窦口，滴药后可将患者头部略向两侧轻轻转动，保持仰卧或侧卧3～5 分钟，然后捏鼻起立。

三、耳滴药法

（一）目的

（1）治疗中耳炎、外耳道炎或软化耵聍。

（2）麻醉或杀死耳内昆虫类异物。

（二）用物

治疗盘内按医嘱备滴耳药、无菌干棉球罐、弯盘、小棉签。

（三）操作方法

（1）备齐用物至患者处，说明情况，以取得合作。

（2）助患者侧卧，患耳向上或坐位偏向一侧肩部，使患耳向上。先用小棉签清洁耳道。

（3）手持棉球，然后轻提患者耳郭（成人向上方，小儿则向下方）以拉直外耳道。

（4）顺外耳道后壁缓缓滴入 3～5 滴药液，并轻提耳郭或在耳屏上加压，使气体排出，药液易流入。然后用棉球塞入外耳道口。

（5）滴药后保持原位片刻再起身，以免药液外流。

（四）注意事项

（1）若系耳内软化耵聍，每次滴药量可稍多些，以不溢出外耳道为度，滴药前也不必清洁耳道。每天滴5～6 次，3 天后予以洗出或取出，并向患者说明滴药后耵聍软化，可能引起耳部发胀不适。若两侧均有耵聍，不宜两侧同时进行。

（2）若系麻醉或杀死昆虫类异物，滴药目的在于使之麻醉或窒息死亡便于取出，可滴乙醚（鼓膜穿孔者忌用，因为可引起眩晕）或乙醇。也可用各种油类如 2 ％酚甘油、各种植物油、甘油等，使其翅或足黏着以限制活动，并因空气隔绝使之窒息死亡。滴后2～3 分钟便可取出。

第五节 注射给药法

注射给药是将无菌溶液经皮内、皮下、肌内、静脉途径注入体内,发挥治疗效能的方法。

一、药液吸取法

(一)从安瓿内吸取药液

将安瓿尖端药液弹至体部,用乙醇消毒安瓿颈部及砂锯,用砂锯锯出痕迹,然后重新消毒安瓿颈部,以消毒棉签拭去细屑,掰断安瓿。将针尖的斜面向下放入安瓿内的液面中,手持活塞柄抽动活塞吸取所需药量。吸毕将安瓿套于针头上或将针头套上针帽备用。

(二)从密封瓶内吸取药液

开启铅盖的中央部分,用碘酒、乙醇消毒瓶盖,待干。往瓶内注入与所需药液等量空气(以增加瓶内压,避免瓶内负压,无法吸取),倒转药瓶及注射器,使针尖斜面在液面下,轻拉活塞柄吸取药液至所需量,再以示指固定针栓,拔出针头,套上针帽备用。

若密封瓶或安瓿内系粉剂或结晶时,应先注入所需量的溶剂,使药物溶化,然后吸取药液。(密封瓶内注入稀释液后,必须抽出等量空气,以免瓶内压力过高,当再次抽吸药液时,会将注射器活塞顶出而脱屑。)

黏稠、油剂可先加温(遇热变质的药物除外),或将药瓶用双手搓后再抽吸;混悬液应摇匀后再吸取。

(三)注射器内空气驱出术

一手指固定于针栓上,拇指、中指扶持注射器,针头垂直向上,一手抽动活塞柄吸入少量空气,然后摆动针筒,并使气泡聚集于针头口,稍推动活塞将气泡驱出。若针头偏于一侧则驱气时,应使针头朝上倾斜,使气泡集中于针头根部,如上法驱出气泡。

二、皮内注射法

皮内注射法是将少量药液注入表皮与真皮之间的方法。

(一)目的

(1)各种药物过敏试验。

(2)预防接种。

(3)局部麻醉的起始步骤。

(二)用物

(1)注射盘或治疗盘内盛 2 %碘酒、70 %乙醇、无菌镊(浸泡于消毒液瓶内)、砂锯、无菌棉签、开瓶器、弯盘。

(2)1 mL 注射器、4.5 号针头,药液按医嘱。

(三)注射部位

(1)药物过敏试验在前臂掌侧中、下段。

(2)预防接种常选三角肌下缘。

（四）操作方法

（1）备齐用物至患者处，核对无误，说明情况以取得合作。

（2）患者取坐位或卧位，选择注射部位，以70％乙醇消毒皮肤，待干。

（3）排尽注射器内空气，示指和拇指绷紧注射部位皮肤，右手持注射器，针尖斜面向上，与皮肤呈5°刺入皮内，放平注射器平行将针尖斜面全部进入皮内，左手拇指固定针栓，右手快速推注药液0.1 mL。也可右手持注射器左手推注药液，使局部可见半球形隆起的皮丘，皮肤变白，毛孔显露。

（4）注射毕，快速拔出针头。

（5）清理用物，归还原处，按时观察。

（五）注意事项

忌用碘酒消毒皮肤，并避免用力反复涂擦。注射后不可用力按揉，以免影响结果的观察。

三、皮下注射法

皮下注射法是将少量药液注入皮下组织的方法。

（一）目的

（1）需迅速达到药效和此药不能或不宜口服时采用。

（2）局部供药，如局部麻醉用药。

（3）预防接种。

（二）用物

注射盘，1～2 mL注射器，5～6号针头，药液按医嘱。

（三）注射部位

上臂三角肌下缘、上臂外侧、股外侧、腹部、后背、前臂内侧中段。

（四）操作方法

（1）备齐用物携至患者处，核对无误，向患者解释以取得合作。

（2）助患者取坐位或卧位，选择注射部位，皮肤作常规消毒（用2％碘酒以注射点为中心，呈螺旋形向外涂擦，直径在5 cm以上，待干，然后用70％乙醇以同法脱碘两次，待干）。

（3）持注射器排尽空气。

（4）左手示指与拇指绷紧皮肤，右手持注射器、示指固定针栓，针尖斜面向上，与皮肤呈30°～40°，过瘦者可捏起注射部位皮肤快速将针头刺入1/2～2/3，左手抽动活塞观察无回血后缓缓推注药液。

（5）推完药液，用干棉签放于针刺处，快速拔出针头后，轻轻按压。

（6）清理用物，归原处，洗手记录。

（五）注意事项

（1）持针时，严格无菌操作，右手示指固定针栓，切勿触及针柄，以免污染。

（2）针头刺入角度不宜超过45°，以免刺入肌层。

（3）对皮肤有刺激作用的药物，一般不作皮下注射。

（4）少于1 mL药液时，必须用1 mL注射器，以保证注入药量准确无误。

（5）需经常作皮下注射者，应建立轮流交替注射部位的计划，以达到在有限的注射部位吸收最大药量的效果。

四、肌内注射法

肌内注射法是将少量药液注入肌肉组织的方法。

(一)目的

(1)与皮下注射相同,注射刺激性较强或药量较多的药液。

(2)注射药物不宜或不能做静脉注射,且要求比皮下注射发挥疗效更迅速。

(二)用物

注射盘、2～5 mL 或 10 mL 注射器,6～7 号针头,药液按医嘱。

(三)注射部位

一般选肌肉较丰厚,离大神经、大血管较远的部位,其中以臀大肌、臀中肌、臀小肌最为常选,其次为股外侧肌及上臂三角肌。

1.臀大肌内注射区定位法

(1)十字法:从臀裂顶点向左或向右侧,引一水平线,然后从该侧髂嵴最高点作一垂直平分线,其外上 1/4 处为注射区,但应避开内角(髂后上棘与大转子连线)。

(2)连线法:取髂前上棘和尾骨连线的外上 1/3 交界处为注射区。

2.臀中肌、臀小肌内注射区定位法

(1)构角法:以示指尖与中指尖分别置于髂前上棘和髂嵴下缘处,由髂嵴、示指、中指所构成的三角区内为注射区。

(2)三横指法:髂前上棘外侧三横指处(以患者自己手指宽度为标准)。

3.股外侧肌内注射区定位法

在大腿中部外侧,位于膝上 10 cm,髋关节下 10 cm,此处血管少,范围较大,宽约 7.5 cm,适合多次注射。

4.上臂三角肌内注射区定位法

上臂外侧,自肩峰下 2～3 横指,但切忌向前或向后,以免损伤臂丛神经或桡神经,向后下方则可损伤腋神经。故此处只能做小剂量注射。

(四)患者体位

为使患者的注射部位肌肉松弛,应尽量使患者体位舒适。

(1)侧卧位:下腿稍屈膝,上腿伸直。

(2)俯卧位:足尖相对,足跟分开。

(3)仰卧位:适用于病情危重不能翻身的患者。

(4)坐位:座位稍高,便于操作。非注射侧臀部坐于座位上,注射侧腿伸直。一般多为门诊或急诊患者所取。

(五)操作方法

(1)备齐用物携至患者处,核对无误后,向患者解释,以取得合作。

(2)助患者取合适卧位,选注射部位,戴手套按常规消毒皮肤,待干。

(3)排尽空气,左手拇指、示指分开并绷紧皮肤,右手执笔式持注射器,中指固定针栓,以前臂带动腕部的力量,将针头垂直快速刺入肌肉内。一般进针至针头 2/3 处,瘦者或小儿酌减,固定针栓。

(4)松左手,抽动活塞,观察无回血后,缓慢推药液。如有回血,可拔出少许再行试抽,无回血方可推药,仍有回血,须另行注射。

(5)推完药用干棉签放于针刺处,快速拔出针头后即轻压片刻。并对患者的配合致以谢意。

(6)清理用物、归还原处。

(六)肌内注射引起疼痛的原因

(1)注射针头不锐利或有钩,致使进针或拔针受阻。

(2)患者体位不良,致使注射部位肌肉处于紧张状态。

(3)注射点选择不当,未避开神经或注射部位肌肉不丰厚。

(4)操作不熟练,进针不稳,固定不牢,针头在组织内摆动,推药过快等。

(5)药物刺激性强,如硫酸阿托品、青霉素钾盐等。

(七)注意事项

(1)切勿将针柄全部刺入,以防其从根部衔接处折断。万一折断,应保持局部与肢体不动,速用无菌止血钳夹住断端取出。若全部埋入肌肉内,即请外科医师诊治。

(2)臀部注射,部位要选择正确,偏内下方易伤及神经、血管,偏外上方易刺及髋骨,引起剧痛及断针。

(3)推药液时必须固定针栓,推速要慢,同时注意患者的表情及反应。如系油剂药液更应持牢针栓,以防用力过大使针栓与针头脱开,药液外溢;若为混悬剂,进针前要摇匀药液,进针后持牢针栓,快速推药,以免药液沉淀造成堵塞或因用力过猛使药液外溢。

(4)需长期注射者,应经常更换注射部位,并用细长针头,以避免或减少硬结的发生。一旦发生硬结,可采用理疗、热敷或外敷活血化瘀的中药如蒲公英、金黄散等治疗。

(5)两岁以下婴幼儿不宜在臀大肌处注射,因幼儿尚未能独立行走,其臀部肌肉一般发育不好,有可能伤及坐骨神经,应选臀中肌、臀小肌处注射。

(6)两种药液同时注射又无配伍禁忌时,常采用分层注射法。当第一针药液注射完,随即拧下针筒,接上第二副注射器,并将针头拔出少许后向另一方向刺入,试抽无回血后,即可缓慢推药。

五、静脉注射法

(一)目的

(1)药物不宜口服、皮下或肌内注射时,需要迅速发生疗效者。

(2)作诊断性检查,由静脉注入药物,如肝、肾、胆囊等检查须注射造影剂或染料等。

(二)用物

注射盘、注射器(根据药液量准备),7~9号针头或头皮针头,止血带、胶布、药液按医嘱。

(三)注射部位

(1)四肢浅静脉:肘部的贵要静脉、正中静脉、头静脉;腕部、手背及踝部或足背浅静脉等。

(2)小儿头皮静脉:额静脉、颞静脉等。

(3)股静脉:位于股三角区股鞘内,在腹股沟韧带下方,紧靠股动脉内侧约0.5 cm处,如在髂前上棘和耻骨结节之间划一连线,股动脉走向和该线的中点相交。

(四)操作方法

1.四肢浅表静脉注射术

(1)备齐用物携至患者处,核对无误后,说明情况,以取得合作。

(2)选静脉,在注射部位上方近心端6 cm处扎止血带,止血带末端向上。皮肤常规消毒,待干,同时嘱患者握拳,使静脉显露。备胶布2~3条。

(3)注射器接上头皮针头,排尽空气,在注射部位下方,以一手绷紧静脉下端皮肤并使其固定,另一手持针头使其针尖斜面向上,与皮肤呈15°~30°,由静脉上方或侧方刺入皮下,再沿静脉走向刺入静脉,见回血后将针头与静脉的角度调整好,顺静脉走向推进0.5~1 cm后固定。

(4)松止血带,嘱患者松拳,用胶布固定针头。若采血标本者,则止血带不放松,直接抽取血标本所需量,也不必胶布固定;待抽到需用量后,迅速拔出针头,干棉球压迫止血。

(5)推完药液,以干棉签放于穿刺点上方,快速拔出针头后按压片刻,无出血为止。对患者的配合致以谢意。

(6)清理用物,归原处。

2.股静脉注射术

股静脉注射术常用于急救时作加压输液、输血或采集血标本。

(1)患者仰卧,穿刺侧下肢伸直略外展(小儿应有人扶助固定),局部常规消毒皮肤,同时消毒术者左手示指和中指。

(2)于股三角区扪股动脉搏动最明显处,予以固定。

(3)右手持注射器,排尽空气,在腹股沟韧带下一横指、股动脉搏动内侧0.5 cm处呈45°或90°角刺入,抽动活塞见暗红色回血,提示已进入股静脉,固定针头,根据需要推注药液或采集血标本。

(4)注射或采血毕,拔出针头,用无菌纱布加压止血3~5分钟,以防出血或形成血肿。对患者或家属的配合致以谢意。

(5)清理用物,归原处,血标本则及时送检。

(五)注意事项

(1)严格执行无菌操作规则,防止感染。

(2)穿刺时务必沉着,切勿乱刺。一旦出现血肿,应立即拔出,按压局部,另选它处静脉注射。

(3)注射时应选粗直、弹性好、不易滑动而易固定的静脉,并避开关节及静脉瓣。

(4)需长期静脉给药者,为保护静脉,应有计划地由小到大、由远心端到近心端选血管进行注射。

(5)对组织有强烈刺激的药物,最好用一负等渗生理盐水注射器先行试穿,证实针头确在血管内后,再换注射器推药。在推注过程中,应试抽有无回血,检查针梗是否仍在血管内;经常听取患者的主诉,观察局部体征,如局部疼痛、肿胀或无回血时,表示针梗脱出静脉,应立即拔出,更换部位重新注射,以免药液外溢而致组织坏死。

(6)药液推注的速度,根据患者的年龄、病情及药物的性质而定,并随时听取患者的主诉和观察病情变化，以便调节。

(7)股静脉穿刺时，若抽出鲜红色血，提示穿入股动脉，应立即拔出针头，压迫穿刺点5～10分钟，直至无出血为止。一旦穿刺失败，切勿再穿刺，以免引起血肿，有出血倾向的患者，忌用此法。

(六)静脉注射失败的常见原因

(1)穿刺未及静脉，在皮下及脂肪层留针过多。

(2)针头刺入过深，穿过对侧血管壁，可见回血，如只推注少量药液时，患者有痛感，局部不一定隆起。

(3)针尖斜面刺入太少，一半在管腔外，虽可见回血，但当推注药液时局部隆起，患者诉胀痛。

(4)外观血管很清楚，触之很硬，针头刺入深度及方向皆正确，但始终无回血。大多因该血管注射次数过多，或药液的刺激，使血管壁增厚、管腔变窄而难以刺入。

(5)皮下脂肪少，皮肤松弛，血管易滑动，针头不易刺入。

(七)特殊情况下静脉穿刺法

(1)肥胖患者：静脉较深，不明显，但较固定不滑动，可摸准后由静脉上方30°～40°再行穿刺。

(2)消瘦患者：皮下脂肪少，静脉较滑动，穿刺时须固定静脉上下端。

(3)水肿患者：可按静脉走向的解剖位置，用手指压迫局部，以暂时驱散皮下水分，显露静脉后再穿刺。

(4)脱水患者：静脉塌陷，可局部热敷、按摩，待血管扩张显露后再穿刺。

第四章　门诊护理

第一节　门诊就诊的护理

近年来,随着 JCI(国际医疗卫生机构认证联合委员会附属机构)标准的不断普及应用和医院门诊护理经验的不断累积,标准所涉及的范围更加完善。就诊管理是门诊管理的重要环节,护理部针对医疗及护理过程的各个重要环节,依据 ACC(可及和连贯的患者医疗服务)给予患者连贯性的优质护理及医疗服务,针对来院就诊的门诊患者进行信息的收集及处理,确保患者得到及时有效的医疗服务,以保证患者的就诊安全,提高患者就诊满意度;同时规定相同诊断的患者在医疗机构内得到相同质量的优质服务,不因为患者经济、性别、职业的不同而区别对待。护理管理者在门诊护理工作中要重视护士资质及培训工作、门诊服务质量、公共设施及其安全性管理、信息管理等多个方面。

一、门诊预检分诊

门诊是医院对外的一个窗口,也是直接对患者进行诊疗、咨询、预防保健的场所。作为医患关系的重要纽带,患者就诊时对医院的第一印象非常重要。门诊的患者流动性大,护理工作内容繁多,护理压力大,也是容易发生纠纷的部门,因此就要求分诊的护士对来就诊的患者进行快速的资料收集,根据患者的个体化的需求和患者病情的轻重缓急及所属的专科合理安排分科就诊。

(一)分科就诊

根据可及和连贯的患者医疗服务 ACC.1 标准,进一步建立健全了医院的诊疗门诊分诊制度,对分诊目标、标准、流程和护士的职责都做了新的调整:对于初次就诊的患者,护士在接诊的过程中应该根据其所属的病种指引患者分科就诊,帮助患者选择合适的科室;为病情急或变化快的患者提供绿色通道以积极争取治疗时机,挽救患者的生命;告知患者就诊地点,辅助检查的作用和注意事项等等。

(二)预检评估

护士的预检分诊增加了几个重要的环节,包括对安全性的评估,对生命指征的一般测评和对跌倒的评估。门诊的预检人员可根据患者的基本情况(如面色、呼吸是否急促、有无疼痛及疼痛的剧烈程度等)决定患者的就诊科室。每一个来院就诊的患者都必须通过生理、心理等全方面评估后方可就诊。通过分诊护士的动态分诊,根据患者的个体化病情调整就诊顺序,体现了高效、快捷的分诊模式,减少了患者和家属与医护人员的纠纷,明显提高了患者的满意度。

护理工作从门诊分诊流程上加大改进力度,做到了及时、准确分诊,提高了护士的分诊效率,减少了患者的就诊时间,保证了就诊的有序性,确保了急危重症患者的及时有效抢救,增加患者的就医安全性。

二、实施实名制就诊

门诊工作包含患者在医疗机构内通过预约、预检分诊、挂号、候诊、就诊流程,得到适合的门诊医疗服务的过程。按照 ACC.1 标准,规范门诊就诊流程,能使就诊患者获得安全、规范、高效、满意的医疗服务。

(一)核对确认注册

为使患者安全就诊,医院采用门诊实名制就诊。完成预约挂号的患者,应于就诊当天,持就诊卡到自助机或窗口进行确认注册。如无就诊卡的患者可凭有效身份证明到自助机或窗口办理就诊。就诊前,导诊台护士须核对患者信息,使患者按挂号的序号进行候诊和评估。就诊时,医师再次核对患者信息,核对无误方可就诊。

(二)患者隐私保护

按照患者的权利与义务标准,整个就诊过程中医护人员要对患者的隐私进行保护。保护患者的隐私不会被其他无关的医护人员及患者的家属知道,医院需保证医患之间的诊疗活动在相对独立的环境中进行,使患者的信息受到保护。门诊医务人员真正落实一医一患一诊室,保证患者信息不被其他人"旁听""旁观";科室所有计算机设置为自动屏保状态;病例系统使用医护人员个人用户名、密码登录;对涉及患者隐私的废弃病历文书资料不能当废纸复用,全部使用粉碎机处理,保证患者的隐私资料不外泄;门诊候诊呼叫系统改装为不显示患者的全名,名字为三个字的患者隐去中间的一字,名字为两个字的患者隐去后面的一字,以保证门诊患者姓名隐私不泄露;患者的化验单等检查资料也只能是患者本人或者是患者授权的人才能查看;在所有自助机前设置1 m等候线,切实保护患者的就医隐私的权利。

三、门诊患者身份识别

身份识别是指确认某个个体是否符合指定对象身份的过程,以保证指定对象的合法权益及群体系统的安全和秩序。目的是防止因识别错误而导致患者受到损害的事件发生。患者身份识别制度,要求在实施任何医疗措施之前必须同时核对至少两种个体独有的、能标识患者的特征信息。应规范患者身份识别方法和程序,并提供更安全的治疗,以确保患者医疗安全。

(一)门诊患者身份识别的标识

医院根据本院实际情况选择能识别门诊患者身份的两个首要标识符,分别是患者姓名、门诊患者病案号或患者姓名和患者出生年、月、日。如选择患者姓名和门诊病案号,门诊患者应实行唯一的门诊病案号,即无论患者第几次来院就诊,统一使用第一次来院就诊时建立的门诊病案号。因此,患者在第一次就诊时需到收费窗口打印带有病案号的条码贴在病历本上。对于预约的患者,医院可通过短信发送病案号到患者手机上。

(二)门诊患者身份识别的方法

面对可交流沟通的患者,工作人员以主动问答的方式,与患者或其家属共同进行患者身份识别的核对,同时用识别工具辅助核对。就诊时医师询问患者:"请问你叫什么名字?"患者报自己的姓名,医师插医保卡或就诊卡查看信息系统,核对患者姓名、病案号等患者身份信息。

(三)患者的交流沟通

面对无法交流沟通的患者,有患者代理人在场时,请代理人陈述患者姓名等患者身份信息,并用患者病历卡上的条码核对病案号;无患者代理人在场时,医护人员至少用两种识别工具核对以确保患者姓名、病案号的一致性。

四、门诊患者评估

在门诊护理工作中按照 AOP.1 标准（AOP：患者评估）实施护理服务并进行评估，对门诊工作的护理质量提升有着重要的价值。门诊患者评估是由具有资质的护士通过病史询问、体格检查、辅助检查等途径，对患者的生理、心理社会状况、健康史、经济因素及疾病严重程度等情况做出综合评价，以指导诊断和治疗。

（一）门诊患者评估的目的

门诊患者评估的目的在于规范医护人员采集、分析患者在生理、心理社会状况、经济因素及其健康史等方面信息和数据的行为，确保及时、准确、全面地了解患者病情的基本现状和其对诊疗服务的需求，为制定适合于患者的诊疗护理方案及后续的医疗和护理提供依据和支持。

（二）门诊患者评估内容

护士在患者就诊前需对每一个门诊就诊的患者进行护理评估，评估内容包括生理、心理、社会、经济等方面。评估患者体温、脉搏、呼吸、血压等生命体征，身高、体重等指标，是否为特殊人群（如孕产妇、65 岁以上的老人、长期疼痛或疾病患者、儿童、青少年、吸毒人员、受虐待者等），有无生理、心理康复需求，疾病严重程度，以及跌倒风险、营养风险等，AOP.1.5 标准要求对包括门诊就诊患者的每一个患者都要进行主动的疼痛评估，通过疼痛评估，可及早发现患者潜在的疾病风险。

（三）门诊患者评估方法

接诊护理工作者需对每一位患者都按照医院规定的评估流程进行评估，以确定其医疗需求并记录在相关记录单上。同时，护士需提供初步的评估资料，该评估资料将伴随整个诊疗过程。医师评估患者的自理功能、营养状态等指标，并在整合其基本情况、护理评估、体格检查、辅助检查结果的基础上做出初步诊断，制订诊疗方案。门诊患者每次就诊时都要进行评估，1天内多科室就诊可只评估 1 次。

（四）护士的资质

为了能够正确地对门诊患者进行预检分诊，门诊预检分诊的护士要具有一定的资质。因此就需要对门诊护士进行严格筛选，使其在接受正规考核后上岗，以确保患者的诊疗安全。门诊的护士应具有护士执业证书，熟悉医院的工作流程和医院可提供的医疗服务范围，并对突发事件具有良好的应变能力。每一个在护理专业进行的评估，应在其执业、执照、法律法规范围内进行。门诊的分诊护士不仅要具有过硬的临床护理知识，能够快速地识别出患者的疾病严重程度并给予及时分诊，而且也应具有良好的心理素质，对于形形色色的患者进行观察，能够正确判断出患者的心理需求。

五、门诊患者危急值报告程序

国际患者安全目标危急值管理（IPSG.2）是患者六大安全目标管理之一，规范了临床检验危急值的流程，根据上报的危急值采取重要的安全措施，将危急值报告及时传达给临床医师，使其对患者病情做出正确判断并给予适当的医疗处置，是提高医疗质量和确保医疗安全的关键因素之一。因此，构建一个完善、及时的危急值通报机制，将信息系统整合应用，使其成为医护人员沟通的重要途径，也是医院通过 JCI 评审的重点项目。危急值指某项或某类检验或检查结果显著超出正常范围,而当这种异常结果出现时,表明患者可能正处于高风险或存在生命危险状态。临床医师需要及时得到这种异常结果信息,迅速给予患者有效的干预治疗措施或治疗,否则患者就有可能出现严重后果。

(一)确定危急值的项目和范围

医院根据规模、专科特色、患者的人群特点、标本量等实际情况,征求专家意见后,制定符合实验室和临床要求的危急值项目和范围,包括各类临床检验危急值项目。

(二)制定危急值通报标准程序

构建启用危急值通报和应答信息系统,制定危急值通报标准操作程序。一旦出现危急值,检验者在确认检测系统正常的情况下,立即复核,确认结果属于危急值后,在 10 分钟内电话通知医师,并在《危急值报告登记本》中做好已通知的记录。报告者在通知时,按《危急值接受登记本》中记录的项目逐一读报。医师做好记录并向报告者逐一回读然后确认。医师接到通知后 30 分钟内联系患者并做出对患者处置的诊疗意见。医师及护士在门诊病历中详细记录报告结果,分析处理情况、处理时间。

明确医务人员间危急值传达方式及信息的记录方式,促进临床、医技科室之间的有效沟通与合作,可以更好地为患者提供安全、及时、有效的诊疗服务。

第二节　发热门诊的护理

发热门诊是传染病患者聚集的重要部门,为最大限度地减少医院内交叉感染,对发热门诊的护理工作必须制定科学、合理的规章制度,进行严格的管理,并加强指导和监督检查。

一、发热门诊的设施与布局

发热门诊在区域建设上要与普通门诊有一定距离(最好在 8 m 以上),诊室最好设在医院大门口处,要求通风良好,有明显的标识,设有专职人员负责导医并为就诊者发放防护口罩;就诊要采取全封闭式流程,尽量避免发热患者与普通患者直接接触。

二、发热门诊的组织机构

(一)人员编制

人员编制包括医务处(科)、门诊主任、护士长、各级各类医护(技)人员、各职能部门人员,配备专职收费员、检验员、药剂师、X 光放射检查人员。要求配备的医护人员专业知识扎实,有丰富的临床诊断及鉴别诊断能力。

(二)发热门诊

发热门诊要设有独立的候诊区、诊室、留观室、治疗室、检验科、放射科(专用 X 光机)、收费室、药剂室和卫生间,要有配备齐全的专用急救设备(如有创/无创呼吸机、多功能监护仪、心电图机、除颤器等)。

三、严格的管理制度

(一)各级各类人员培训制度

在传染病流行期间,门诊医、护、技人员流动较大,为确保医护人员的安全,在其上岗前必须进行严格的防护知识及相关专业知识的培训,其中也包括对保洁员、保安员等人员的培训。

(二)合理的就诊流程

为减少患者在诊区的活动,缩短就诊时间,应尽量简化患者就诊程序,并配备专职导医护士引导患者进行各项检查,检查后患者应在指定候诊区等候,由护士领取检查结果,直接交予医生。

四、消毒隔离制度

发热门诊基本的消毒隔离制度和普通门诊相同,但要加强监督检查,确保各项措施的落实到位。

(1)工作人员办公室、休息室应设在缓冲区,要求与诊室有一定距离,室内应装有排风设备或空气净化消毒器(人机共存),地面、桌面及门把手每天要分别以 0.5 %、0.2 %含氯消毒液擦拭 2 次。

(2)留观室和诊室必须安装通风设备(如排风扇、单体空调或电风扇等),保持室内、外空气流通;每天用紫外线照射 3 次,每次 1 小时,有条件的医院可安装空气消毒净化器,4~6 小时开机1 次,每次 2 小时;在有人的情况下可采用 3 %过氧化氢喷雾消毒(20~40 mL/m^2),每天上午和下午各 1 次。

(3)不同的物品应采用不同的消毒方法。体温计一用一消毒,可浸泡在 0.5 %过氧乙酸中,下次使用前用清水冲净并擦干;听诊器、血压计用后应放入电子消毒柜中消毒 30 分钟;床单、被套及枕套应一次性使用,使用后按照医用垃圾进行处理。

(4)地面及物体表面的消毒:地面采用湿式拖扫,以 0.2 %~0.5 %过氧乙酸浸泡的墩布擦地或喷洒;物体表面如暖瓶、桌、椅、门把手、水龙头、电话、病历夹等,可用 0.1 %~0.2 %过氧乙酸擦拭消毒。

(5)患者结束观察、收住院或转送其他医院后,隔离区应进行终末消毒,可用 0.5 %过氧乙酸熏蒸(2 mL/L),关闭门窗密闭 4 小时后再通风 15~30 分钟。熏蒸期间,地面可喷洒适量清水,保持50 %~70 %湿度以利于药液的蒸发,室内床头桌抽屉、桌门应打开,贵重仪器要搬出病室以避免腐蚀。

(6)贵重仪器如呼吸机、心电图机、监护仪、除颤器等的消毒,可用 0.2 %过氧乙酸擦拭。

(7)患者用过的一次性医疗物品及生活垃圾,应装入两层黄色垃圾袋,按医用垃圾焚烧处理。

五、严格的防护措施

医护人员是传染病流行期间的高危人群,做好医护人员的自身防护极其重要。因此,必须严格进行区域划分,严格掌握清洁区、污染区及患者行走流程,确保清洁区不受污染;医、护、技人员在接触患者前必须在诊室入口处着装整齐,包括穿防护衣、隔离衣、戴防护口罩、帽子、防护镜、手套、鞋套或雨靴;患者就诊时要求其佩戴防护口罩。

六、发热门诊的护理工作

(1)根据患者病情及时进行分类、准确分诊,可在测量体温的同时询问有关事宜并认真填写相关登记表;应设专人负责引导、陪同患者就诊,尽量缩短患者的就诊时间。

(2)发热门诊的就诊者不一定都是传染病患者或疑似病例,必须做好就诊者之间的保护性隔离,确保不发生交叉感染;同时,要密切观察患者病情变化并详细记录,发现异常情况及时汇报。

(3)心理护理:一般情况下,发热门诊的就诊者有较大的心理压力,既害怕最终被诊断为传染病,又害怕在留观期间被他人感染,因此,相当多的患者存在不同程度的紧张、焦虑或恐惧心理。护士在做好自身防护工作的同时也要关注患者的心理状态,要主动安慰、关心患者,进行传染病知识的宣传教育,让患者明白与家属的暂时隔离是对家属和社会负责,尽量消除患者的心理压力,积极配合护理和治疗。

(4)就诊者在就诊结束时,护士应将该就诊者的最终诊断及去向准确填写在登记本上,以备查询。

第三节　门诊注射室核对药物

一、护理质量标准

(1)护士核对患者门诊病历、医卡通,核对其姓名、年龄、性别,确定患者信息的一致性。

(2)对照病历,查对患者医嘱内容,检查医嘱是否正确,查对药物,按医嘱收取液体和药物。检查药物质量,查看有效期,打印瓶签,打印输液单。在软包装液体背面贴标签,按医嘱内容从医卡通内扣除当天费用。

(3)将当天所需液体和药物、输液单及抽取的注射序号放入专用药盒里,将药盒交给患者,交代患者在输液椅上等候,听见广播叫号后到相应窗口进行注射。

二、护理质量缺陷问题

(1)未认真核对患者病历、医卡通。

(2)未认真核对医嘱内容。

(3)未认真检查药液质量。

(4)未检查药液是否为本院药物。

三、护理质量改进措施

(1)核对护士检查病历和医卡通信息,询问患者姓名、年龄,患者自行回答,确定无误后核对药物。

(2)护士应认真查对医嘱内容,包括药物剂量、用法频次、有效时间及是否有医师签名。若发现医嘱有误、药物与医嘱不符、病历与医卡通医嘱不一致、存在配伍禁忌等情况,则先向患者解释,然后打电话与医师核实,医师正确修改医嘱后,方可执行。

(3)护士应按照要求认真查对药物质量,检查药液的生产日期、批号、有无过期,瓶体有无裂纹,液体内有无絮状物,软包装液体要检查有无漏液、漏气,外包装有无损坏等。

(4)护士对首次进行注射的患者,在核对药物的同时,提示患者出示取药发票,检查是否为本院药品,确认无误后方可进行核对,如为外购药品,则不予执行。

第四节 门诊注射室静脉输液

一、护理质量标准

(一)核对

注射护士在各个注射窗口打开电子叫号器,按序号广播呼叫,收取患者药盒,查对医嘱。

(二)配药

(1)对照病历,首先核对医嘱是否正确,检查药液质量,按无菌操作原则进行配药。

(2)对于需做过敏试验的药物,护士需查看门诊病历上是否已盖皮试阴性章,是否有双人签名,手续完整后方可配药。

(3)配药后,再次查对药物。

(三)注射

(1)注射护士询问患者姓名,如果只输一瓶液体,将病历出示给患者检查,核对无误后,嘱其收好;如患者需要输注多瓶液体,应将其门诊病历及后续药物置于巡回治疗台上,随时配药、换药。

(2)询问患者其注射药物的名称、作用,如为初次注射,则需向其交代相关注意事项。

(3)询问患者有无药物、材料类过敏史。询问患者有无皮试类药物过敏史、皮试结果及上次注射结束的时间。

(4)再次查对患者姓名、药物及输液单,无误后检查输液管并排气,消毒瓶口,插输液管排气,选择血管,按照无菌操作原则进行静脉穿刺。

(5)再次查对液体与输液单,在输液单上签注执行者姓名和注射时间。

(6)调节输液滴速,交代患者相关注意事项,患者携带液体回到输液椅上进行输液。

(7)护士整理用物,进行手消毒,准备下一位患者的用物。

二、护理质量缺陷问题

(1)注射护士在收药时未检查药盒内药物、门诊病历、输液单及序号,未认真核对医嘱。

(2)护士配药时未检查药液质量,未严格执行无菌技术操作。

(3)配药后护士未再次核对药液。

(4)注射时护士未核对患者身份。

(5)抗生素类药物要求 2 次用药间隔时间不超过 24 小时,但患者门诊病历上并未注明上次注射时间,因此仅仅通过患者口述,无法判断患者本次注射是否在有效时间内用药,无法确保注射的安全。

(6)护士在穿刺后未再次核对液体与输液单。

(7)护士未进行手消毒,易造成交叉感染。

三、护理质量改进措施

(1)注射护士在收药时,首先需要核对患者手中的号码牌,确认号码与广播呼叫号码一致后,认真检查药盒内用物,包括门诊病历、药物、输液单及号码单是否准确完整,药物、医嘱与输液单内容是否一致,查对药瓶序号、姓名、药名、剂量、浓度、时间、用法及有效期是否准确。

(2)配药时,首先检查药液质量:瓶塞是否松动,瓶体有无裂纹,对光检查液体是否有浑浊、变色、结晶、沉淀,有无絮状物及其他杂质,查看有效期,查对安瓿类药物标签是否清楚。药液无质量问题后打开液体瓶盖,消毒,检查注射器有无漏气,配药时认真执行无菌操作原则,规范消毒,避免跨越无菌面。

(3)配完药后再次检查空安瓿,对光检查液体瓶内有无浑浊、沉淀物及絮状物,药物是否完全溶解。无误后在瓶体标签处清晰注明配药护士姓名及时间。

(4)注射前,护士需认真核对患者身份:采用问答式,听到回答后护士口头重复1次,确保姓名准确无误,禁止直呼其名进行查对;将病历出示给患者,患者确定无误后嘱其收好。

(5)护士为患者注射抗生素类药物时,需要向患者交代注意事项,如2次用药间隔时间不可超过24小时、注射完毕需要观察30分钟方可离开等,并且在病历上注明当天注射的时间,告知患者第2天需要在此时间前进行注射。

(6)穿刺后,需要再次认真核对液体与输液单是否一致,查对患者姓名、液体质量,对光检查液体瓶内有无浑浊、沉淀物及絮状物,检查输液管内有无气体。无误后在输液单上签注执行者姓名及执行时间,临时医嘱需在门诊病历上签注姓名及时间。

(7)操作完毕,护士整理用物,洗手或用快速手消毒剂进行手消毒之后,方可准备下一位患者的用物。

第五节　门诊注射室药物更换

一、护理质量标准

(1)巡回护士对注射患者定期巡视,根据医嘱要求调节输液速度。

(2)患者需要更换药物时,巡回护士端注射盘至患者座位处,询问患者姓名,查对无误后,消毒液体袋(瓶)口,换药,调节输液速度,在输液单上签注姓名与更换时间。

(3)患者输液结束,巡回护士查看输液单,检查当天液体是否全部输完,检查液体瓶(袋)及输液管内液体输入情况,无误后拔针,交代患者休息观察30分钟,无不适后方可离开。

二、护理质量缺陷问题

(1)巡回护士未定期巡视,未做到随时调节输液速度。

(2)护士未端注射盘至患者处换药,不符合操作要求。

(3)换药时未查对患者身份,未查对医嘱。

三、护理质量改进措施

(1)巡回护士对注射患者进行定期巡视,根据医嘱要求调节输液速度,观察输液是否通畅,询问患者有无不良反应,并随时进行处理。

(2)护士给患者更换药物时,需要将配好的液体置于注射盘内,携带门诊病历至患者座位处,按照程序换药。

(3)患者需要更换药物时,巡回护士端注射盘至患者座位处,询问患者姓名,查对门诊病历,确认患者病历无误后,护士查对药物、病历及输液单内容,无误后消毒液体袋(瓶)口,然后换药,调节输液速度,在输液单上签注姓名与更换时间,如所换液体为最后一瓶,则将病历交予患者。

第六节 门诊注射室医院感染

一、护理质量标准

(1)坚持每天清洁消毒制度。注射大厅每天对流通风1小时,大厅天花板内安装通风系统,地面进行擦拭消毒,输液椅每天擦拭消毒,治疗室每天紫外线消毒1小时。

(2)各项技术操作严格执行无菌原则,消毒液、无菌物品及各种药液均应在有效期内。

(3)注射护士每次给患者注射后,注意做好手消毒,严格执行人一针一管一带的规定。治疗车内物品摆放有序,上层为清洁区,下层为污染区,注射窗口及治疗车均配备快速手消毒剂。注射盘及药筐每天浸泡消毒1次。每班工作结束后,责任护士做好工作区域终末消毒。

(4)注射室的医疗垃圾分为感染性与损伤性两类,按照标准进行分类放置,每天称重、登记,与回收人员交接。

(5)认真执行七步洗手法,配备专用洗手液及干净抽纸。每个操作区域均配备快速手消毒液,做到一操作一消毒。

二、护理质量缺陷问题

(1)注射大厅未定时通风,未进行消毒。

(2)护士操作中未严格执行无菌操作原则。

(3)护士未做好个人手消毒。

(4)医疗废物未做到分类放置。

(5)医疗垃圾无专人管理,对于称重、登记及回收无法做到责任明确、准确无误。

三、护理质量改进措施

(1)安排保洁人员每天8:00之前与17:00之后,将注射大厅进行对流通风1小时;大厅天花板内安装通风系统;每天17:00后,配置含氯消毒液对大厅地面进行擦拭消毒,并擦拭消毒输液椅;治疗室每天17:00后由专人进行紫外线消毒1小时。

(2)各项技术操作认真执行无菌原则。消毒液开启后注明开启时间,连续使用不超过3天;无菌棉签开封启用不超过24小时;抽出的药液、开启的静脉输入用药物须注明启用时间,启用后超过2小时不得再使用;启封抽吸的各种液体超过24小时不得使用。

(3)严格落实工作人员手消毒制度,配备专业洗手液。各注射窗口均配备快速手消毒液,护士操作结束后认真洗手或进行手消毒,之后方可进行下一步工作。

(4)注射室的医疗垃圾分为感染性与损伤性两类,按照标准进行分别放置。设置专门的医疗垃圾保存柜,每个注射窗口及配药操作台均设置医疗垃圾分类箱,操作中各种医疗垃圾随时进行明确分类:针头类锐器及碎安瓿放置于专门的锐器盒内,严防针刺伤;用过的输液管、输液袋、棉签等均放于感染性医疗垃圾袋内。

(5)每班人员做好各自工作区域医疗垃圾的分类及处理,每天医疗垃圾由专人进行总负责,在17:00前将当天产生的所有医疗废物进行统一称重、登记,与回收人员进行明确交接,严防医疗垃圾外泄。

第七节 门诊医疗设备管理

一、普通医疗设备管理

设施管理和安全(FMS)标准对医疗设备管理的目标要求是保证患者用到安全可靠的医疗设备。按照 FMS 标准要求,医院对所有的医疗设备进行规范管理,其中的基础工作就是确定管理对象。

(一)设备清单的建立

医院列出所有的医疗设备清单。首先对医疗设备的范围进行界定,无论这个设备是否属于固定资产,无论以前由哪个部门管理,都要统一进行梳理,整理出门诊医疗设备清单。建立设备清单后,根据每台设备的用途、使用年限、维修情况等综合评估,按照使用风险大小分为一类、二类和三类。不同风险级别的设备制定不同的使用和维护方案。

(二)设备的维护管理

很多医院将医疗设备管理分为 3 种:一是日常管理,二是定期巡检,三是预防性维护。日常管理工作包括设备是否正常开机、外观是否破损、连接线是否完整、是否清洁等简单检查,以及填写医疗设备日常使用保养记录。定期巡检由设备工程师负责,主要检查设备是否能正常使用、各种配件是否完整、是否存在使用风险等。定期巡检常规每个季度进行一次,及时发现和排除医疗设备潜在的安全隐患。预防性维护工作由专业工程师负责,按照医疗设备的风险等级不同分为每季度、每半年或每年进行 1 次,要对医疗设备进行全面体检,保证设备各种参数准确、性能符合产品使用要求,并对易损件进行更换。通过这种管理方式,医院改变了以前以设备损坏后修复为主的运行模式,转变为以设备损坏前维护保养为主,保证医务人员使用的每台设备都是准确完好的,从而保证患者和医务人员自身的安全。

(三)规范性的记录

为了使门诊医疗设备管理工作符合 JCI 标准,按照 FMS.8 标准要求,医疗设备管理应有完整的制度、周密的计划、规范的执行、详细的记录、准确的评估及持续的改进。门诊设备数量基数多,每天都会产生各种使用维护记录,为了保证政策执行的一致性,必须进行全层面的规划,设计统一的表格,制定规范的记录要求及标准的归档方式,使各种不同的医疗设备记录单分类保存,方便快速检索,这也解决了 JCI 评审过程中的难点问题。

二、门诊抢救车管理

抢救车管理是医疗设备管理中特殊的一类,需要更高的标准。抢救车是存放抢救药品、物品、器械的专用车,能在危重患者的抢救中迅速、及时、准确地发挥作用。因此,抢救车内的急救药品、物品、器械必须做到全院统一标准配置并定位存放。同时,所有物品应性能良好,随时处于备用状态,从而提高护士的抢救效率。所以,医务人员不但要有娴熟的急救技术,也要有熟练使用高标配抢救车的能力。

(一)医院抢救车管理中常见的问题

1.抢救车物品摆放位置差异

各科抢救车上的药品、物品、器械的放置位置差异性大,除颤仪摆放位置不合理。

2.急救物品种类多

抢救车内备有各类急救物品和急救药品。急救物品有通气用物、各类无菌包、各种注射用物、其他专科物品等,各科的急救物品种类差异非常大,最多时有40余种。急救药品有呼吸兴奋剂、强心剂、止血药等,种类多达30余种;急救药品种类多,护理管理耗时耗力。

3.门诊部抢救车数量少

门诊部抢救车数量较少,部分医院仅有1~2台,不能满足抢救时对急救药品、物品、器械的需求。

4.药品维护不规范

抢救车管理只由病区护士执行,药学部人员并没有参与,从而导致药品的维护不符合规范。

(二)门诊抢救车管理规范措施

统一配置抢救车,最大限度地确保患者安全,确保抢救车在突发事件中能及时到达现场,挽回患者的生命,保障患者的安全。

1.规范全院抢救车配置,统一抢救车的型号

标准配置抢救车和双相除颤仪,更换门诊区域的老式抢救车,与全院的抢救车一致。按照FMS.8标准,根据医院实际情况,在门诊每层楼都配置1辆抢救车。

2.统一抢救车配置及外观标识

各自医院根据实际情况规范药品基数,标明药品名称及剂量。高危药品在安瓿上粘贴相应的高危标签,以便护士使用时得到相应的提示。同时增加《抢救药物儿童剂量及换算参考资料》表,方便护士计算药品剂量,更准确地给予用药剂量。

3.绘制抢救车配置示意图

护理部协同医务部根据全院统一的抢救车设置,统一绘制急救药品、物品、器械放置示意图,统一放置在抢救车上,便于使用与清点。

4.抢救车固定位置放置

使用密码锁替代以往经常使用的纸质封条,不仅提高美观度,还便于管理。便携式氧气筒放置在抢救车固定支架上。每月检测氧气筒压力。

5.建立抢救车日常管理流程

抢救车24小时保持锁闭状态,打开条件仅限抢救患者和每月定期检查。抢救车一旦被打开,要做好药品及物品数量的清点,及时补充并做好登记。抢救车每班交接,交接需检查密码锁是否处于有效锁闭状态,核对密码并做好记录。

6.除颤仪管理

除颤仪放置在抢救车上的固定位置,特殊科室可根据实际需求另行放置。护士每天需对除颤仪进行日常系统检测,检测纸贴在登记本上并做好记录,确保除颤仪处在备用状态。医院定期对护士进行除颤仪使用的培训,保证护士人人掌握除颤仪的使用和检测方法。

(三)培训与考核

护理部安排组织学习抢救车管理规范,如抢救车结构、使用方法,药品、物品、器械放置,使用方法,药品的不良反应及注意事项等,并将制度发布在院内网站上,方便医务人员查询和学习。该培训纳入个人年度学分考核当中,全员培训达标率必须达到 100 %。

全院抢救车标准配置后,实现了统一化的管理。无论在医院任何地方,医护人员都能熟练运用抢救车,更有效、快捷地抢救危重患者,为抢救赢得宝贵的时间,简化了管理流程,节约了护士的时间,减少了工作量。

第五章　静脉治疗护理

第一节　静脉输液

静脉输液是利用液体重量所产生的液体静压和大气压的作用,将大量的灭菌溶液、电解质或药物等由静脉输入体内的方法,又称静脉滴注。依据穿刺部位的不同,静脉输液可分为周围静脉输液和中心静脉输液。

一、静脉输液的目的与常用溶液

在临床治疗过程中,由医师依据患者的病情和治疗的需要为患者制订输液方案,由护士按照医师的医嘱具体执行输液操作。

(一)静脉输液的目的

(1)补充血容量,维持血压,改善微循环:常用于治疗严重烧伤、各种原因引起的大出血、休克等。

(2)补充水和电解质,以维持或调节酸碱平衡:常用于纠正各种原因引起的水、电解质和酸碱平衡失调。如腹泻、大手术后、禁食、剧烈呕吐的患者。

(3)输入药物,达到控制感染、解毒和治疗疾病的目的:常用于各种感染、中毒等患者。

(4)补充营养和热量,促进组织修复,维持正氮平衡:常用于禁食、胃肠道吸收障碍或不能经口腔进食(如昏迷、口腔疾病)、慢性消耗性疾病的患者。

(5)输入脱水剂,提高血浆的渗透压,以达到降低颅压、预防或减轻脑水肿、改善中枢神经系统功能的目的,同时借高渗作用,达到利尿消肿的目的。

静脉输液可迅速达到并持续维持有效的血药浓度,迅速大量补充丢失的体液,挽救患者的生命,特别是在维持水、电解质平衡中发挥着重要的作用;还可以通过静脉直接提供机体所需的营养成分,改善机体的营养状态。但在操作过程中,如果未严格遵守操作规程或观察不仔细,也可能发生一系列问题,如发生局部或全身性感染;短时间内持续输注大量液体导致体内液体量急剧增多,从而导致循环负荷过重,发生急性左心衰竭;操作不当也可对血管、神经、组织造成某种程度的损伤;有时可发生药物的不良反应;等等。因此,要求护士在操作时应严格遵守无菌技术操作原则,严格遵守查对制度,在输液的全过程都应认真、细致地观察患者的反应,以便及时发现问题并采取措施给予纠正,确保患者安全、舒适地接受治疗。

(二)常用溶液的种类及作用

常用溶液可以分为晶体溶液和胶体溶液两大类。

1.晶体溶液

晶体溶液是指溶液中的溶质分子或离子均小于 1 nm,用一束光通过时不出现反射现象。晶体溶液分子量小,在血管内停留时间短,对维持细胞内外水分的相对平衡有着重要意义。临床常用的晶体溶液按其目的又可分为维持输液剂和补充输液剂(修复输液剂)。维持输液剂用于补充机体的不显性失水,如呼吸与皮肤蒸发、排尿失水等;补充输液剂用于补充机体病理性体液丢失,治疗水、电解质和酸碱失衡。常用晶体溶液如下。

(1)5 %～10 %葡萄糖溶液:主要用于供给水分和热量。

(2)0.9 %氯化钠、5 %葡萄糖氯化钠、复方氯化钠等溶液:主要用于供给电解质。

(3)5 %碳酸氢钠、11.2 %乳酸钠等溶液:主要用于纠正酸中毒,调节酸碱平衡。

(4)20 %甘露醇、25 %山梨醇、25 %～50 %葡萄糖注射液等:主要用于利尿脱水。

2.胶体溶液

胶体溶液是指溶液中的溶质分子或离子在 1～100 nm,或当一束光通过时出现光反射现象的溶液。胶体溶液分子量大,在毛细血管内存留时间长,可提高血管内胶体渗透压,将组织间液的水分吸入血管内,使血浆量增加,维持有效血容量,消除水肿。当给患者输入大量晶体溶液扩容后,有可能使血浆胶体渗透压显著降低,为了维持血容量,需要适当补充胶体溶液以维持扩容效应。常用胶体溶液如下。

(1)中分子右旋糖酐和低分子右旋糖酐:水溶性多糖类高分子聚合物,中分子右旋糖酐(平均相对分子量为 7.5 万)能提高血浆胶体渗透压,扩充血容量;低分子右旋糖酐(平均相对分子量 4 万)能降低血液黏滞度,改善微循环,防止血栓形成。

(2)6 %羟乙基淀粉(706 代血浆)、氧化聚明胶和聚维酮(PVP):作用与低分子右旋糖酐相似,扩容效果良好,输入后可增加循环血量和心排血量。多用于失血性休克、大面积烧伤等患者。

3.其他

用于特定治疗目的,如浓缩清蛋白注射液,可维持胶体渗透压,减轻组织水肿;水解蛋白注射液,用以补充蛋白质;静脉营养液,能供给患者热量,维持机体正氮平衡,并供给各种维生素、矿物质,多用于不能进食的重症患者。

输入溶液的种类和量应根据患者体内水、电解质及酸碱平衡紊乱的程度来决定,一般遵循"先盐后糖、先晶后胶、先快后慢、宁少勿多"的原则。输液后当尿量增加到 40 mL/h 时,需适当补钾,补钾时应注意"四不宜"原则,即不宜过浓(浓度不超过 0.3 %),不宜过快(成人 30～40 gtt/min);不宜过多(成人每天总量不超过 5 g,小儿每天不超过 0.1～0.3 g/kg),不宜过早(尿后补钾)。输液过程中应严格掌握输液速度,随时注意观察患者的反应,根据患者的病情变化及时做出相应的调整。

二、静脉输液的部位及其选择

静脉输液时可依据患者的年龄、病情、治疗的目的、病程长短、所输药物的性质、患者的合作程度等选择合适的静脉穿刺部位。

(一)常用的静脉穿刺部位

1.周围浅静脉

(1)上肢浅静脉:包括手背静脉网、头静脉、贵要静脉、肘正中静脉等,对多数患者而言这些静脉比较表浅且安全。

(2)下肢浅静脉:包括足背静脉网、大隐静脉、小隐静脉等。由于下肢静脉活动受限,易形成血栓,且可迅速播散至深部静脉,有造成深静脉栓塞的危险,因而比较少用。

(3)头皮静脉:多用于0~3岁婴幼儿。此年龄段小儿头皮有较多的浅层静脉,易固定且活动限制最少,因此婴幼儿输液多选头皮静脉。常用头皮静脉有颞浅静脉、额静脉、枕静脉和耳后静脉。

2.颈外静脉

颈外静脉是颈部最大的浅静脉,其走行表浅,位置较恒定,需长期持续输液或需要静脉高营养的患者多选此部位。

3.锁骨下静脉

锁骨下静脉位置较固定,管腔较大,由于管腔较粗、血量较多,输入液体随即被稀释,对血管的刺激性较小。当输入大量高浓度溶液或刺激性较强的药物时,可选择此部位。

(二)选择穿刺部位的原则

选择穿刺部位时一般遵循以下原则。

1.根据静脉穿刺的目的和治疗时间选择

休克或大出血患者需要短时间内输入大量液体时,可选用较大静脉;需要长期输液时,则可由远端末梢小静脉开始选择,有计划地使用静脉血管。

2.根据药物的性质选择

刺激性较大、黏度大的药物,一般选用较粗大的血管。

3.根据穿刺局部的皮肤及静脉状况选择

一般多选择平滑、柔软、有弹性的静脉,不可选用硬化、栓塞、局部有炎症的静脉,注意避开感染、瘢痕、血肿、破损及患皮肤病处,已多次穿刺的部位应避免再次穿刺。

4.根据患者活动和舒适的需要选择

静脉穿刺部位尽量选择患者活动限制最少的部位,如应避开关节部位。

三、周围静脉输液的方法

(一)密闭式静脉输液法

密闭式静脉输液法是利用原装密封瓶或塑料袋,直接插入一次性输液管进行静脉输液的方法。其优点是污染概率小,操作相对简单。其是目前临床最常用的输液方法。

1.评估

(1)身心状况:①患者的年龄、病情、意识状态及心肺功能等,以作为合理输液的依据。②心理状态及合作程度。

(2)穿刺局部:穿刺部位的皮肤、血管及肢体活动情况。

(3)输注药液:包括药物的作用、不良反应,药物的质量、有效期及有无药物配伍禁忌。

2.操作前准备

(1)用物准备:治疗盘内备一次性输液器、皮肤消毒剂(2.5%碘酊,75%酒精或0.5%碘附、安尔碘)、无菌棉签、输液液体及药物、加药用注射器、启瓶器及砂轮、弯盘、止血带、治疗巾、输液卡、笔、胶布(敷贴)、带秒针的表,根据需要备网套、输液架、夹板及绷带。

(2)患者准备:了解静脉输液的目的和配合方法,输液前排尿或排便,取舒适卧位。

(3)护士准备:着装整洁,修剪指甲,洗手,戴口罩。

（4）环境准备：清洁、宽敞，光线明亮，方便操作。

3.注意事项

（1）严格执行"三查七对"制度，防止发生差错。

（2）严格执行无菌操作，预防并发症。输液器及药液应绝对无菌，连续输液超过 24 小时应更换输液器。穿刺部位皮肤消毒若使用 0.5 %碘附时局部涂擦两遍，无须脱碘。使用安尔碘时，视穿刺局部皮肤用原液涂擦 1～2 遍即可。

（3）注意药物配伍禁忌，药物应现配现用，不可久置。

（4）注意保护血管，选择较粗、直，弹性好的血管，应避开关节和静脉瓣，并选择易于固定的部位。对长期输液者可采取：①四肢静脉从远端小静脉开始。②穿刺时提高穿刺成功率。③输液中必须加入对血管刺激性大的药物时，应先用生理盐水进行穿刺，待穿刺成功后再加药，宜充分稀释，输完药应再输入一定量的等渗溶液，冲尽药液、保护静脉。

（5）输液前排尽输液管内的空气，输液过程中及时更换输液瓶及添加药液，防止液体流空，输完后及时拔针，预防空气栓塞。

（6）在输液过程中应加强巡视，注意观察患者输液管是否通畅，针头连接处是否漏水，针头有无脱出、阻塞、移位，滴速是否适宜，患者穿刺部位局部和肢体有无肿胀；有无输液反应等。

（7）移动患者、为患者更衣或执行其他护理活动时，要注意保护穿刺部位，以避免过分牵拉。对婴幼儿、小儿应选用头皮静脉。昏迷或其他不合作的患者，必要时可用绷带或夹板加以固定。

（8）不可自静脉输液的肢体抽取血液化验标本或测量血压。偏瘫患者应避免经患侧肢体输液。

（二）静脉留置针输液法

静脉留置针又称套管针，作为头皮针的换代产品，已成为临床输液的主要工具。其外管柔软无尖，不易刺破或滑出血管，可在血管内保留数天。随着技术的不断完善，静脉留置针输液在临床的应用越来越广泛。

其优点主要包括以下几个方面：①静脉留置针的外管使用的材料具有柔韧性，且对血管的刺激性小，因而在血管内可以保留较长时间。②静脉留置针的使用，可以减少由于反复穿刺对患者血管的破坏，减轻患者的痛苦及不适感。③可以完成持续或间断给药、补液。④患者活动方便。⑤通过静脉留置针可以完成部分标本的采集。⑥可以减轻护士的工作量，提高工作效率。⑦随时保持静脉通路的通畅，便于急救和给药。适用于长期静脉输液，年老体弱、血管穿刺困难、小儿及全身衰竭的患者。可用于静脉输液、输血、动脉及静脉抽血。

静脉留置针可以分为周围静脉留置针和中央静脉留置针，一般推荐使用周围静脉留置针的方法。依据静脉留置针的种类、患者的情况等，留置针可在血管内保留的时间为 3～5 天，最长不超过 7 天。

常用的静脉留置针是由针头部与肝素帽两部分组成的。针头部内有不锈钢丝导针，导针尖部突出于软硅胶导管针头部；肝素帽前端有硬塑活塞，后端橡胶帽封闭，肝素帽内腔有一中空管道，可容肝素。

1.目的

本输液法的目的同密闭式静脉输液法。

2.评估

(1)患者病情、血液循环状况及自理能力,当前诊断及治疗情况。

(2)患者的心理状态及配合程度。

(3)穿刺部位皮肤、血管状况及肢体活动度。

3.操作前准备

(1)用物准备:同密闭式静脉输液。另备无菌手套 1 副、静脉留置针 1 套、敷贴 1 个、5 mL 注射器 1 个,输液盘内另备封管液、肝素帽(留置针肝素帽是非一次性使用者,可以反复穿刺,可不备肝素帽,只需要常规消毒原来的肝素帽后就可以封管)。

(2)患者准备:同密闭式静脉输液法。

(3)护士准备:着装整洁,修剪指甲,洗手、戴口罩。

(4)环境准备:清洁、宽敞,光线明亮,方便操作。

4.操作步骤

见表 5-1。

表 5-1　静脉留置针输液操作步骤

操作步骤	要点说明
1.同密闭式输液法检查、核对药液并备好输液器,排尽空气	* 严格执行查对制度,避免差错事故的发生
2.协助患者取舒适卧位,选择穿刺部位	* 对能下床活动的患者,避免在下肢留置
3.留置针静脉穿刺	
(1)检查并打开敷贴和留置针	
(2)在穿刺点上方 10 cm 处扎上止血带,常规消毒皮肤,嘱患者握拳	
(3)穿刺前,戴好手套。取出静脉留置针,将输液器上的针头插入留置针的肝素帽内,排尽头皮式套管针内的空气	* 减少医院内交叉感染的发生率,保护护士自身的安全
(4)去除针套,旋转松动套管,调整针头斜面,检查套管针是否完好	* 消除套管与针芯的粘连。检查针尖及套管尖端完好
(5)绷紧皮肤,固定静脉,右手拇指和示指夹住留置针针翼,于血管上方以 15°～30°进针,见回血,降低穿刺角度,再推进 0.5 cm,左手持 Y 接口,右手后撤针芯约 0.5 cm,持针座将套管全部送入静脉内。撤出针芯,松开止血带,打开调节器,嘱患者松拳	* 确保外套管在静脉内
4.固定留置针:用透明无菌敷贴作密闭式固定导管。用注明置管日期、时间的小胶布再次固定留置针管	静脉留置针一般可以保留 3～5 天,最好不要超过 1 周
5.穿刺完毕,脱去手套,根据病情、年龄、药液性质调节滴速,再次核对,协助患者取舒适体位,整理用物,洗手,记录	
6.拔输液管:输液完毕,先拔出部分针头,仅剩下针尖斜面留在静脉帽内,缓慢推注 2～5 mL 封管液,剩 0.5～1 mL 后,边退针边推药液,确保正压封管	封管液的种类包括无菌生理盐水和稀释的肝素溶液

操作步骤	要点说明
7.再次输液:常规消毒肝素帽,将输液器上的针头插入肝素帽内,用胶布固定好,调节输液滴数	每次输液前后应检查局部静脉有无红、肿、热、痛及硬结,询问患者有无不适,如有异常及时拔除导管,对局部进行处理
8.拔留置针按压:先轻轻撕下小胶布,再揭开无菌敷贴,把无菌棉签放于穿刺点上方,迅速拔出套管针,按压穿刺点	
9.整理:整理用物及床单位,确认患者无其他需要后,离开病室	
10.洗手,记录	

5.注意事项

(1)严格执行无菌原则和查对制度。皮肤消毒的面积应大于敷料覆盖的面积,穿刺过程中避免污染外套管。

(2)应尽量选择较粗、直、有弹性、无静脉瓣等利于固定的静脉,避开关节,减轻对血管的机械刺激。成人多选用上肢静脉,以头静脉、贵要静脉、肘正中静脉为宜。人体下肢静脉瓣多,血流缓慢,易发生静脉炎,故常不为首选。3 岁以下患儿宜选用头皮静脉。

(3)注意药物配伍禁忌,根据医嘱、用药原则、患者的病情及药物的性质,有计划地、合理地安排药物输入的顺序,以达到最佳治疗效果。

(4)输液前要注意检查是否排尽输液管及针头内的空气,输液过程中要及时更换输液瓶,输液完毕要及时拔针,防止发生空气栓塞。

(5)在输液过程中应加强巡视,密切观察患者全身及置管局部,每次输液前要仔细检查套管是否在血管内,确认在血管内方可输入药物,防止渗漏到皮下造成组织损伤。如果发现导管堵塞,可以换管重新穿刺或使用尿激酶溶栓,禁忌加压将小血栓冲入血管内,防止造成血栓。每次输液前后,均应检查穿刺部位及静脉走行方向有无红肿,并询问患者有无疼痛与不适。如局部红、肿或有疼痛反应时,及时拔管,对局部进行理疗处理。对仍需输液者应更换肢体另行穿刺。

(6)留置针保留时间参照产品说明书,要注明置管时间。一般可保留 3～5 天,不超过 7 天。连续输液 24 小时以上者,须每天更换输液器。

(7)封管时要注意边退针边注药,确保正压封管。

(8)向患者做好健康教育,说明药物的作用、可能出现的反应、处理办法及自我监测的内容等,对使用静脉留置针的肢体应妥善固定,注意保护,避免肢体下垂姿势。尽量减少肢体的活动,保持置管局部的清洁,在日常活动中避免污染或被水沾湿。如需要洗脸或洗澡时应用塑料纸将局部包裹好。

四、中心静脉穿刺置管输液

对于长期持续输液、输入高浓度或有刺激性的药物、静脉高营养、抢救危重患者及周围静脉穿刺困难的患者,可采用中心静脉穿刺置管输液,以使患者能得到及时的治疗,挽救患者的生命。临床中常选用的中心静脉有颈内静脉、颈外静脉、锁骨下静脉。虽然中心静脉输液在临床上有广泛的应用,但由于穿刺置管技术要求较高,一般由麻醉师或有经验的医师、护师在严格无菌的条件下完成。

(一)颈外静脉穿刺置管输液

颈外静脉是颈部最大的浅静脉,在下颌角后方垂直下降,越过胸锁乳突肌后缘,于锁骨上方穿过深筋膜,最后汇入锁骨下静脉,其走行表浅,位置较恒定,穿刺置入硅胶管后保留时间长。

1.目的

本输液法的目的同密闭式静脉输液法。适用于:①需长期输液而周围静脉穿刺困难的患者;②长期静脉内滴注高浓度或刺激性药物,或行静脉内高营养的患者;③周围循环衰竭而需测中心静脉压的患者。

2.评估

(1)患者病情、意识状况、活动能力;询问普鲁卡因过敏史。

(2)患者的心理状态及配合程度。

(3)穿刺部位皮肤、血管状况。

3.操作前准备

(1)用物准备。

治疗盘内盛:一次性输液器、皮肤消毒剂(2.5%碘酊,75%酒精或0.5%碘附、安尔碘)、无菌棉签、输液液体、弯盘、输液卡、胶布、根据需要备网套、输液架、夹板及绷带。

无菌穿刺包:带内芯穿刺针2枚(长约6.5 cm,内径2 mm,外径2.6 mm),硅胶管2根(长25～30 cm,内径1.2 mm,外径1.6 mm),平头针2枚,洞巾1块,小纱布1块,纱布数块,镊子1把,无菌手套2副,5 mL、10 mL注射器各一副,尖头刀片1个,弯盘1个。

其他:1%普鲁卡因注射液10 mL,无菌生理盐水,无菌敷贴,0.4%枸橼酸钠生理盐水或0.5%肝素盐水。

(2)患者准备。了解颈外静脉输液的目的和配合方法,穿刺前做普鲁卡因过敏试验,输液前排尿或排便,取舒适卧位。

(3)护士准备。着装整洁,修剪指甲,洗手、戴口罩。

(4)环境准备。清洁、宽敞,光线明亮,方便操作。

4.注意事项

(1)严格无菌技术操作,每天更换输液管及穿刺点敷料,常规消毒穿刺点与周围皮肤,用0.9%过氧乙酸溶液擦拭消毒硅胶管,防止感染,但不可用酒精擦拭硅胶管。注意观察局部有无红肿。一般导管保留4～7天。

(2)若颈外静脉插管插入过深,则较难通过锁骨下静脉与颈外静脉汇合角处,此时可牵拉颈外静脉使汇合角变直,若仍不能通过则应停止送入导管,并轻轻退出少许,在此固定输液,防止盲目插入导致导管在血管内打折。如导管质硬,可能会刺破血管发生意外。

(3)根据病情密切观察输液速度,不可随意打开调节器,使液体输入失控。

(4)当暂停输液时可用0.5%肝素盐水2 mL封管,防止凝血堵塞管腔。若已经发生凝血,应先用注射器抽出凝血块,再注入药液;若血块抽不出时,应边抽边拔管,切忌将凝血块推入血管内。

(5)局部出现肿胀或漏液,可能硅胶管已脱出静脉,应立即拔管。如出现不明原因的发热时应考虑拔管,并剪下一段硅管送培养及做药敏试验。

(6)气管切开处严重感染者,不应做此插管。

(二)锁骨下静脉穿刺置管术

锁骨下静脉是腋静脉的延续,成人长 3~4 cm。在锁骨与第 1 肋骨之间,向内走行于胸锁关节后方与颈内静脉汇合为无名静脉,再向内与对侧无名静脉汇合成上腔静脉。位置较固定,管腔较大,多作为中心静脉穿刺置管部位,右侧无名静脉与上腔静脉几乎在同一直线,且距上腔静脉距离最近,加之右侧胸膜顶较左侧低,穿刺时不易损伤胸膜,故首选右侧穿刺。硅胶管插入后可保留较长时间。当输入大量高浓度溶液或刺激性较强的药物时,由于管腔较粗、血量较多,输入液体随即被稀释,对血管的刺激性较小。

1.目的

(1)全胃肠外营养(TPN)治疗者。

(2)需输入刺激性较强药物(如化疗)者。

(3)需长期输液而外周静脉穿刺困难者。

(4)经静脉放置心脏起搏器者。

(5)各种原因所致大出血,需迅速输入大量液体以纠正血容量不足、提高血压者。

(6)测定中心静脉压。

2.评估

(1)患者病情、意识状况、活动能力;询问普鲁卡因过敏史。

(2)患者的心理状态及配合程度。

(3)穿刺部位皮肤、血管状况。

3.操作前准备

(1)用物准备。

治疗盘:内盛周围静脉输液用物。

无菌穿刺包:治疗巾 1 块,洞巾 1 块,小纱布 1 块,纱布数块,缝合针、持针器、弯盘各 1 个,镊子、尖头刀片各 1 个,结扎线若干。

另备:中心静脉穿刺导管及穿刺针,无菌敷布,皮肤常规消毒用棉球,5 mL、20 mL 注射器各一具,肝素帽,1 %普鲁卡因注射液 10 mL,0.9 %氯化钠溶液,无菌敷贴,0.4 %枸橼酸钠生理盐水或 0.5 %~1 %肝素盐水适量,1 %甲紫。

(2)患者准备。了解锁骨下静脉穿刺置管输液的目的和配合方法,穿刺前做普鲁卡因过敏试验,穿刺前排尿或排便,取适当卧位。

(3)护士准备。着装整洁,修剪指甲,洗手、戴口罩。

(4)环境准备。清洁、宽敞,光线明亮,方便操作。

4.锁骨下静脉穿刺置管输液的护理

(1)注意观察局部皮肤有无红肿、渗出,有无导管外脱现象,如有应及时处理。

(2)穿刺点敷料每天更换,导管末端以无菌纱布包裹,每天更换,进行治疗护理应严格无菌操作。24 小时更换输液器 1 次。

（3）输液前，用 0.5％～1％肝素盐水 3～5 mL 冲管。输液完毕，拔下头皮针，用肝素盐水封管，无菌纱布包裹。如无常规输液，则每天用肝素盐水冲管 1 次。

（4）输液过程中，应加强巡视，以免液体走空，大量回血造成导管内凝血堵塞。

（5）如输液不畅需注意导管有无折曲、是否脱出，此时应抽回血或变动导管位置。如无回血，可能为导管内凝血，可用尿激酶 2 万单位加生理盐水 20 mL 缓慢注入导管内，待栓子溶解后再输液，不可强行将血栓推入静脉内。

（三）经外周插入的中心静脉置管术（PICC 导管置入技术）

经外周穿刺置入中心静脉导管（PICC）是一种从周围静脉导入且末端位于中心静脉的深静脉置管技术，在肿瘤患者的静脉治疗中起到很重要的作用，PICC 能减少肿瘤患者反复静脉穿刺的痛苦，避免了药物外渗引起的局部组织坏死现象，提高了治疗的安全性，为患者提供了一条安全可靠的静脉输液途径。在输液过程中患者可活动自如、无痛苦，提高了患者的生活质量。

（四）输液港

静脉输液港是一种较新的输液管路技术，简称输液港，是一种全植入的、埋植于人体内的闭合输液系统。该系统包括一条中央静脉导管，导管末端连接一种装置称为穿刺座。利用小手术方法将部分导管经皮下穿刺置于人体大静脉中，如锁骨下静脉、上腔静脉，部分导管埋藏在皮下组织，另一端的穿刺座留置在胸壁皮下组织中并缝合固定，手术后皮肤外观只看到一个小的缝合伤口，愈合拆线后患者体表可触摸到一突出圆球。治疗时从此定位进针，将针经皮穿刺垂直进入穿刺座的储液槽，既可以方便地进行注射，也可以长时间输液和采血，而且可以适用于高浓度的化疗药物、完全胃肠外营养、血液制品的输注。因为导管末端在大静脉中，能够迅速稀释药物浓度，避免对血管壁的刺激和损伤，比一般静脉输液减少血管硬化的机会，也减少了因为找不到血管而反复扎针之苦。输液港植入后患者的日常生活不受限制，接受药物治疗方便又轻松，大大提高生活质量，这种专门为需要长期及重复输液的患者设置的输液港，可在人体内存留使用 38 年甚至更长的时间。静脉输液港的置入操作与其他静脉输液穿刺置管相比较为复杂，一般由外科医师操作。

五、静脉输液速度的调节

根据输液器滴系数计算输液速度：在输液过程中，每毫升溶液的滴数称该输液器的滴系数。目前常用输液器的滴系数有 10、15、20 等，以生产厂家输液器包装袋上标明的滴系数为准。

静脉输液的速度依据患者的年龄、身体状况、病情、药物的性质、治疗要求调节，一般成人 40～60 滴/min，儿童 20～40 滴/min。对年老、体弱、婴幼儿，以及心肺疾病患者，输入速度宜慢；滴注高渗溶液、含钾药物、升压药物等宜慢；严重脱水、心肺功能良好者，速度可适当加快。

六、静脉输液时常见故障及排除方法

（一）溶液点滴不畅或不滴

（1）针头滑出血管外：液体进入皮下，局部肿胀、疼痛。处理方法为拔出针头，另选血管重新穿刺。

(2)针头斜面紧贴血管壁,造成不滴:调整针头位置、适当变换肢体位置或在头皮针尾部垫棉签等,直至点滴通畅。

(3)针头阻塞:检测方法为挤压输液管,感觉有阻力,松手后无回血,表示针头已阻塞,应更换针头和部位,重新穿刺。

(4)压力过低:适当调高输液瓶的位置。

(5)静脉痉挛:输入的液体温度过低,或环境温度过低可造成静脉痉挛。表现为局部无隆起,但点滴不畅,可采用局部热敷以缓解静脉痉挛。

(二)茂菲滴壶内液面过高

(1)侧壁有调节孔的茂菲滴壶:夹住滴壶上端的输液管,打开调节孔,等液体降至露出液面时再关闭调节孔,松开上端即可。

(2)侧壁无调节孔的茂菲滴壶:取下输液瓶,倾斜,使插入瓶中的针头露出液面,但须保持输液管通畅,待滴壶内露出液面时,再挂回到输液架上。

(三)茂菲滴壶内液面过低

(1)侧壁有调节孔的茂菲滴壶:先夹住滴壶下端的输液管,打开调节孔,待液面升高至1/2或2/3水平高度时再关闭调节孔,打开滴壶下端输液管即可。

(2)侧壁无调节孔的茂菲滴壶:可夹住滴壶下端的输液管,用手挤压滴壶,待液面升至适当水平高度时,松开滴壶下端输液管即可。

(四)滴壶内液面自行下降

在输液过程中,如果滴壶内液面自行下降,则应检查输液器上端是否有漏气或裂隙,必要时更换输液管。

七、输液泵的应用

输液泵是电子的控制装置,通过输液泵可以控制输液速度,并且可以准确掌握输液量,一般常用于需要在一定时间内严格控制输入总量和准确药量的滴注。输液泵的使用适应证包括:静脉高营养,输入化疗药品、抗生素及对心血管有特殊作用的药物等,用于重症监护患者,尤其是小儿监护患者。目前临床上常使用的输液泵可分为两大类型:①可携式或半携式。适用于家庭、小儿及化疗患者等,带泵输液器即属此类型。②固定式输液泵。目前多采用第三代计算机控制导管挤压定容量输液泵,有多功能监护及监测系统,体积较大,适用于医院,输液容量范围为1～1000 mL/h,还有自动报警装置。

(一)使用方法

现以 JMS OT-601 型输液泵为例,简单介绍输液泵的使用方法(表5-2)。

表5-2 输液泵使用操作步骤

流程	步骤	要点说明
1.核对解释	携用物至患者床边,核对并解释操作目的	*尊重患者,取得合作
2.固定	将输液泵固定在输液架上	*妥善固定,便于操作
3.连接排气	(1)接通电源,打开电源开关	*正确连接
	(2)按输液法连接输液瓶与接泵输液管,排净空气,调好滴壶液面	*严防输注过程中将空气推入血管

续表

流程	步骤	要点说明
4.装管	打开输液泵门,将输液泵管安装在输液泵管道槽内妥善固定	＊妥善固定
5.二次核对	关闭泵门并再次查对	＊操作中查对
6.设定	根据医嘱设定输液液量、速度、每毫升滴数等参数	＊严格执行医嘱,准确设定参数
7.穿刺	按静脉输液法穿刺静脉,固定	＊确认针头在血管内,防止液体外渗
8.再次核对		＊操作后查对
9.开机输注	(1)按下"开始/停止"键	＊加强观察,防止药液外渗、空气栓塞及针头或输液管堵塞
	(2)当输液量接近预先设定值时,"输液量显示"键闪烁,提示输液即将结束	
	(3)输注过程中可根据医嘱重新设定输液速度和输液量,自动计算输液总量,根据需要及时清零,注意观察患者全身及局部反应	
10.拔针	输注完毕,需停止输液时,再次按压"开始/停止"键,拔出针头	＊报警处理,先按静音键,再根据提示换液或拔针
11.关机	按"关机"键,关闭输液泵,打开泵门取出输液管,拔下电源插头	＊妥善保管输液泵
12.输液后整理记录	(1)协助患者取舒适卧位	＊记录使用输液泵输液的过程、速度、量及患者情况
	(2)分类处置用物	
	(3)洗手,记录	

(二)注意事项

(1)输液过程中应加强巡视,如出现报警,应及时查找原因予以处理。

(2)告知患者或家属使用输液泵的目的、所输药液的名称、输液速度。输液过程中勿剧烈活动输液的肢体,不要随意调节输液泵。有不适感或机器报警时及时通知医护人员。

八、输液反应与防治

由于输入的液体不纯、输液管不洁或长时间大量输入刺激性药液、反复穿刺等原因常常会出现一些并发症。由输液引起的这些反应,称之为输液反应。常见的输液反应有以下几种。

(一)发热反应

输液过程中输入致热物质,如致热原、游离菌体蛋白、死菌、药物成分不纯等引起的发热。这些致热物质多来源于输液器具消毒灭菌不完全或在操作过程中未严格执行无菌操作造成的污染,以及输入的药液制剂不纯、保存不当被污染等。

(1)主要临床表现:患者在输液过程中突然出现发热,症状较轻者发热常在 38 ℃左右,于停止输液后数小时内体温可恢复正常;严重者,初起有寒战,继而高热达 40～41 ℃,并伴有恶心、呕吐、头痛、周身不适,甚至有神经、精神症状。

(2)发热反应的预防:输液用具必须严格灭菌;输液时严格执行无菌操作,防止输液器具、药液及穿刺部位被污染;认真检查输液用液体及输液管的质量及有效期;输液用具的保管应注意避免污染。

(3)发热反应的处理:对于发热较轻的患者,可减慢输液速度或更换药液、输液器,注意保暖;严重者,须立即停止输液,并按高热护理方法对患者进行处理。同时应配合医师共同合作处理,必要时按医嘱给地塞米松5 mg或盐酸异丙嗪 25 mg 等治疗。剩余液体和输液管送检查找出反应原因。

(二)静脉炎及血栓性静脉炎

静脉炎是输入刺激性较强的溶液或静脉内放置刺激性较强的塑料管时间过长,引起局部静脉壁化脓性炎症或机械性损伤;或输液过程中未严格执行无菌操作,导致局部静脉感染。如果血管内膜严重受损,致使血小板黏附其上而形成血栓,则称为血栓性静脉炎。

(1)主要临床表现:沿静脉走向出现条索状红线,局部组织红、肿、热、痛,有时伴有全身发热症状。

(2)静脉炎的预防:避免感染,减少对血管壁的刺激。在输液过程中,严格执行无菌技术操作,对刺激性强的药物要充分稀释,并防止药液溢出血管外。同时注意保护静脉,需长期输液者应有计划地更换注射部位。静脉置管者做好留置导管的护理。

(3)静脉炎的处理:对已经出现静脉炎的部位,可抬高患肢,局部用 95 %酒精或 50 %硫酸镁行湿热敷或用中药如意金黄散外敷,可达到消炎、止痛、收敛、增加舒适的作用;局部还可用超短波理疗。如已合并感染,应根据医嘱给予抗生素治疗。

(三)循环负荷过重反应

输液速度过快或患者原有心肺功能不良者,在短时间内输入过多液体,使循环血容量急剧增加,致心脏负担过重而引起心力衰竭、肺水肿。

(1)主要表现:急性左心衰的症状,患者突感胸闷、呼吸急促、咳嗽、咳粉红色泡沫痰,面色苍白、出冷汗,心前区疼痛或有压迫感,严重者可自口鼻涌出大量的泡沫样血性液体;肺部布满湿啰音;脉搏快且弱;还有尿量减少、水肿、腹水、颈静脉怒张等症状。

(2)循环负荷过重反应的预防:为防止患者出现循环负荷过重反应,输液时要控制输液速度,不宜过快,对老年人、小儿及心肺功能不良者尤应注意。

(3)循环负荷过重反应的处理:①输液过程中加强巡视、注意观察,一旦发现,应立即停止输液,并通知医师;②病情允许的患者可取端坐位,两腿下垂,以减少下肢静脉回流,减轻心脏负担;③按医嘱给予血管扩张药,扩张周围血管,减轻循环负荷,缓解肺水肿,给予利尿药,有助于缓解肺水肿;④高流量吸氧,湿化瓶内注入 20 %～30 %酒精,以降低肺泡内泡沫表面的张力,使泡沫破裂、消散,从而改善肺泡内的气体交换,减轻缺氧症状;⑤根据医嘱给予氨茶碱和西地兰(毛花苷 C)等药物;⑥必要时可进行四肢轮扎,有效地减少静脉回心血量,但应注意掌握轮扎时间、部位及观察肢体情况,每 5～6 分钟轮流放松一个肢体的止血带。另外还可采用静脉放血的方法,每次放血量为 200～300 mL,以缓解循环负荷过重状况。

(四)空气栓塞

空气经静脉进入循环,可导致严重后果,甚至导致死亡。原因是空气进入静脉,随血液循环进入右心房,再到右心室,如空气量少则随血液被压入肺动脉,再分散到肺小动脉,最后到肺毛细血管后被打散、吸收,损害较小;当大量的空气进入右心室时可阻塞肺动脉入口,使血液无法进入肺内,从而导致气体交换障碍,机体严重缺氧,可致患者立即死亡。

造成空气栓塞的原因是输液导管内空气未排净,导管连接不紧、有缝隙,或在加压输液、输血时无人看守导致液体走空等;更换药液不及时、更换药液后未检查输液管内是否进气、输液管走空范围较大或滴壶以下部分进气未采取措施时,也会导致在更换药液后由于液体的压力,将气体压入静脉。

空气栓塞的主要症状和体征有:患者突然出现胸部感觉异常不适或有胸骨后疼痛,随即出现呼吸困难、严重发绀、濒死感,心前区可听到响亮持续的"水泡音",心电图表现为心肌缺血和急性肺心病的改变。严重者意识丧失、死亡。

空气栓塞的预防:空气栓塞可造成严重后果,甚至导致患者死亡,因而在输液时必须排净空气,及时更换药液,每次更换药液都要认真检查输液管内是否有空气,滴壶液面是否过低,发现异常及时予以调整。如需加压输液、输血,护士应严密监测,不得随意离开患者。

空气栓塞的处理:一旦空气进入静脉,嘱患者立即取左侧卧位,病情允许时最好取头低足高位,该体位有利于气体浮向右心室尖部,避免阻塞肺动脉口,从而防止发生肺阻塞,再者由于心脏不断跳动,可将空气混成泡沫,分次小量进入肺动脉内,以免发生肺栓塞。如果可能,也可通过中心静脉导管抽出空气。

九、输液微粒污染

输液微粒污染指在输液过程中,将非代谢性颗粒杂质带入人体,对人体造成严重危害的过程。这些微粒直径一般为 $1\sim15\ \mu m$,少数可达 $50\sim300\ \mu m$。输入液体中微粒的数量,决定着液体的透明度,可判断液体的质量。

(一)输液微粒的来源

1.制剂生产、储存过程中混入异物与微粒

药物的生产制造过程中原辅料及过滤装置等不符合医学标准;附着于容器而经洗涤未能除去的异物;药物在搬运、储存、使用中若发生碰撞使瓶身出现小裂纹,或瓶口松动造成漏气而污染,存放制剂的容器清洗不彻底、玻璃瓶内壁及橡胶塞、PVC 包装袋受药液侵蚀或浸泡时间过长,腐蚀剥脱形成输液微粒;含糖的液体,贮存过程中极易长霉;药物的不稳定性使部分药物贮存时间过长或环境温、湿度变化太大极易发生分解、聚合而产生杂质。

2.输液器与注射器不洁净

注射器和输液器管道上残留的塑料颗粒;输液之初未排出少量液体进行输液管道冲洗。

3.输液环境与操作过程中污染

配液操作如切割安瓿、开瓶塞,反复穿刺溶液瓶橡胶塞可产生输液微粒,输液环境空气中的微粒污染等。

4.药物的理化不相容性

多种药物同时加入输液瓶中,因药物之间的理化特性、pH 及混合后发生化学反应,引起晶体析出,其产生的微粒直径为 $2\sim25\ \mu m$,虽用肉眼不能辨认,但在显微镜下则可看到大量明显微粒,也可在滤器滤膜上发现许多白色、米黄色或闪光的药物结晶。

5.免疫原性杂质

免疫原性杂质包括某些药物的聚合物、某些药物和赋形剂的反应生成物、药物代谢物或降解产物等。

(二)输液微粒污染的危害

输液微粒污染的危害主要取决于微粒的形状、大小、化学性质,微粒堵塞血管的部位、血流阻断的程度,以及人体对微粒的反应。肺、脑、肝、肾等器官是最易受损的部位,一旦受损即可引起相应器官的功能障碍,因此如何进行安全输液已成为临床关注的一大课题。

(1)直接阻塞血管:微粒堵塞毛细血管使局部供血不足,缺血、缺氧,甚至坏死。

(2)形成血栓:红细胞集聚在微粒上,形成血栓,引起血管栓塞和静脉炎的发生。

(3)形成肺内肉芽肿:如微粒进入肺毛细血管,巨噬细胞增殖包围微粒形成肉芽肿,影响肺功能。

(4)微粒刺激组织引起组织的炎症反应或形成肿块。

(5)引起变态反应。

(三)防护措施

1.制剂生产

药品及制剂生产厂家应加强质量管理,改善车间环境卫生条件、安装空气净化装置,防止空气中悬浮尘粒与细菌污染;工作人员要按要求穿工作服、工作鞋,戴口罩,必要时戴手套;选用优质原辅料;改进生产工艺,提高检验技术,尽量减少液体中的微粒,确保药液质量符合有关要求。

2.输液操作

(1)认真检查溶液瓶身有无裂痕,瓶盖有无松动,输入液体质量、透明度,瓶签字迹是否清晰及有效期等。选用合格的输液器具,通气针和输液器针头应有滤膜,以减少穿刺瓶塞时产生的微粒,并对空气及液体起到过滤作用。使用前要仔细检查有效期、气密性及质量,防止微粒进入体内。

(2)注意输液操作环境的空气净化。控制闲杂人员进入,净化治疗室空气,使治疗室空气质量达到Ⅲ类环境的要求;可在超净工作台进行输液前的准备;有条件的医院可设静脉输液配置中心,集中进行输液液体的准备。病室应定期进行空气消毒或安装空气净化装置,减少病原微生物和尘埃的数量,使输液环境洁净。

(3)严格遵守无菌技术基本原则及操作规程,药液要现用现配,避免污染。正确切割安瓿,减少玻璃碎屑的污染。

第二节　静脉输血

静脉输血指将全血或成分血经静脉直接注入循环系统中,从而达到治疗的目的,是临床工作中常用的急救和治疗的重要手段。

一、血液及血液制品的种类

(一)全血

全血是指采集后未经任何改变而保存备用的血液,分为新鲜血和库存血两类。

1.新鲜血

新鲜血指在 4 ℃冰箱内冷藏,保存时间在 1 周内的血液,它基本上保留血液中原有的成分,可以补充各种细胞、凝血因子和血小板,适用于血液病患者。

2.库存血

库存血在 4 ℃的冰箱内冷藏可保存 2～3 周。它保留血液的各种成分,但随着保存时间的延长,其有效成分会发生变化,保存时间越长,血细胞、血小板、凝血酶原破坏越多。此外,血液酸性增高,钾离子的浓度上升,故大量输注库存血时,应注意发生酸中毒和高血钾。库存血适用于各种原因引起的大出血,用以补充血容量,维持血压。

(二)成分血

成分血是根据血液中各种成分的比重不同,将血液分离提纯,分别制成的高浓度的制品。临床治疗中根据患者需要选择相关的血液成分输入,其优点是纯度高、针对性强,比全血疗效好,不良反应小,可一血多用,达到节约用血的目的,是目前临床常用的输血类型。

成分血可分为:①有形成分,如红细胞、白细胞、血小板;②血浆成分,血浆和血浆蛋白、凝血制品。

1.红细胞制品

浓缩红细胞、洗涤红细胞、冰冻红细胞。

(1)浓缩红细胞:也称压积红细胞,细胞体积占 70 ％～75 ％,只含少量血浆,主要用于血容量正常的贫血患者和携氧能力缺陷的患者。如长期慢性贫血,特别是老年人或合并有心功能不全的贫血患者,儿童慢性贫血。浓缩红细胞分离后应在 24 小时内使用。

(2)洗涤红细胞:红细胞经 0.9 ％氯化钠溶液离心洗涤数次,再加入适量生理盐水。其 80 ％～90 ％的白细胞、血小板被洗除,抗体物质减少,适用于脏器移植术后患者,免疫性溶血性贫血、尿毒症及血液透析后高血钾的患者。应在 6 小时内使用,因故未能及时输用时只能在 4 ℃条件下保存 12 小时。

(3)冰冻红细胞:保存期较长,适用于为稀有血型者保存部分红细胞和已被致敏及需长期输血治疗的患者。

(4)红细胞悬液:提取血浆后的红细胞加入等量的红细胞保养液制成,适用于战地急救及中小手术的患者。

2.白细胞

新鲜全血经离心后取其白膜层的白细胞,于 4 ℃保存,48 小时内有效,适用于治疗粒细胞缺乏症的患者。主要制品有白细胞浓缩液、转移因子 IF、干扰素 IF。

3.血小板

血小板由新鲜全血经离心所得。主要制品有含血小板血浆和血小板浓缩液、冰冻血小板。主要用于治疗严重的再生障碍性贫血、输大量库存血或体外循环心脏手术后血小板减少症,以及其他导致血小板减少所引起的出血。22 ℃保存,24 小时有效。输血小板时需先轻轻转动容器,使沉淀的血小板悬浮于血清中,不必过滤即可进行输注,输注速度宜快,80～100 滴/min。

4.血浆

血浆为全血经过分离后所得的液体部分。主要成分为血浆蛋白,不含血细胞,无凝集原,因此不出现凝集反应,单独输注时无须做血型鉴定和交叉配血试验。主要制品有新鲜液体血浆、普通冰冻血浆、冰冻干燥血浆。

(1)新鲜液体血浆:可在-30～-20℃保存1年,含有各种凝血因子(V、Ⅷ因子)、清蛋白和球蛋白,适用于多种凝血因子缺乏而出血的患者。如肝功能不全、DIC和输大量库存血后引起的出血倾向及免疫球蛋白缺乏感染性疾病。

(2)普通冰冻血浆:新鲜冰冻血浆在-30～-20℃保存1年后即转为普通冰冻血浆,仍可再保存5年。用于补充血浆蛋白、维持血容量。主要适用于休克、烧伤和手术等。但一次输入量不应过多。

无论是哪种冰冻血浆,均需在37℃温水中溶化后,轻轻摇动,直到全部溶解后,立即输注以免纤维蛋白原析出。一旦溶解后不可再冰冻。

(3)冰冻干燥血浆:冰冻血浆在真空装置下加以干燥制成,保存期5年,使用时加0.9%氯化钠溶液200 mL或0.1%枸橼酸钠溶液溶解。

5.血浆蛋白成分

血浆蛋白成分是以血浆为原料加工而成的制品。主要制品有清蛋白、免疫球蛋白和各种凝血制品。

(1)清蛋白制剂:有高纯度的清蛋白低盐溶液,其浓度分别为25%、20%和5%,其中浓缩清蛋白(20%或25%)具有脱水作用,5%清蛋白溶液除能提高血浆蛋白外,还可补充血容量。

(2)免疫球蛋白:有正常人免疫球蛋白、静脉注射丙种球蛋白和特异性免疫球蛋白。大多用于各种传染病的预防。丙种球蛋白与抗生素联合使用治疗和控制严重感染,可纠正免疫机能不全,提高机体抵抗力。

(3)各种凝血制品:有浓缩Ⅷ因子、浓缩凝血酶原复合物(Ⅸ因子复合物),浓缩凝血第Ⅻ因子、抗凝血酶Ⅲ和纤维蛋白原。适用于血友病和各种凝血因子缺乏所引起的出血。可在室温或37℃水中溶化后输注。

二、输血的方法

输血主要有两种途径,静脉输血与动脉输血,最常用的为静脉输血。动脉输血可直接迅速补充失血,特别有利于冠状动脉和脑动脉的灌注,升压效果明显,但近年来的研究表明,中心静脉快速输血完全可以达到动脉输血的效果,因而现在动脉输血临床使用较少。

(一)输血的目的

1.补充血容量

增加有效循环血量,增加心排血量,改善心肌功能和全身血液灌流,提升血压。常用于急性大出血、休克患者。

2.纠正贫血

增加血红蛋白及携氧的能力,改善全身状况。常用于因血液系统疾病而引起的严重贫血及某些慢性消耗性疾病的患者。

3.补充抗体、补体

新鲜血液含有多种抗体及白细胞、血小板,输血后可以增强机体免疫力。常用于严重感染、烧伤等患者。

4.补充血浆蛋白

输血可以纠正低蛋白血症,改善营养,维持胶体渗透压,减少组织渗出和水肿,保证循环血量。常用于低蛋白血症的患者。

5.补充凝血因子

输入新鲜血,可以补充各种凝血因子,改善凝血功能。常用于凝血机制障碍的患者。

6.促进骨髓系统和网状内皮系统功能

常用于再生障碍性贫血、白血病等。

7.改善组织缺氧

血红蛋白失去运氧能力,不能释放氧气供组织利用时,可通过输血改善组织器官的缺氧状况。用于苯酚、一氧化碳等中毒。

(二)输血适应证

1.各种原因引起的大出血

一般一次失血在 500 mL 以内,可由组织间液进入血液循环而起到代偿;失血 500～800 mL,可输入等渗盐水、平衡液、血浆代用品或全血;失血大于 1000 mL 应及时输血。

2.纠正贫血或低蛋白血症

输入全血,浓缩或洗涤红细胞可纠正贫血;血浆、清蛋白液用于低蛋白血症。

3.严重感染

输血可提供抗体、补体等,以增强抗感染能力,一般采用少量多次输入新鲜血或成分血的方法。切忌使用库存血。

4.凝血功能异常

对出血性疾病患者,可输新鲜血或成分血、血小板、凝血因子、纤维蛋白原等。

(三)血型和相容性检查

1.血型

血型是指红细胞膜上特异性抗原的类型。根据红细胞所含有的凝集原,可以把人类的血液区分为若干类型。血型从狭义来说是指红细胞抗原的差异,广义来说包括白细胞、血小板等血液各成分抗原的不同。1995 年国际输血协会认可的红细胞血型系统有 23 个,201 种抗原。临床上主要应用的是 ABO 血型系统和 Rh 血型系统。

(1)ABO 血型系统:ABO 血型是根据红细胞膜上是否存在凝集原 A 与凝集原 B 而将血液分为 A、B、AB、O 四种血型。

(2)Rh 血型系统:人类红细胞除含 AB 抗原外,还有 C、c、D、d、E、e 六种抗原。因 D 抗原的抗原性最强,故 Rh 血型是以 D 抗原存在与否来表示 Rh 阳性或阴性的。汉族中超过 99 ％的人为 Rh 阳性,Rh 阴性者不足 1 ％。Rh 阴性的人输入 Rh 阳性血液,或 Rh 阳性胎儿的红细胞从胎盘进入了 Rh 阴性的母体,就会使 Rh 阴性者产生抗 Rh 抗体,当再次输入 Rh 阳性血液或再次妊娠时,就会出现不同程度的溶血反应或新生儿的溶血。

2.交叉相容配血试验

该试验的目的在于检查受血者与献血者之间有无不相容抗体。输血前如已验明供血者与受血者的 ABO 血型相同,为保证输血安全,在确定输血前仍需再做交叉相容配血试验。

（1）直接交叉相容配血试验：用供血者红细胞和受血者血清进行配合试验，检查受血者血清中有无破坏供血者红细胞的抗体。

（2）间接交叉相容配血试验：用供血者血清和受血者红细胞交叉配合，检查输入血液的血浆中有无能破坏受血者红细胞的抗体。

无论直接还是间接交叉配血试验，只要有一项发生凝集就表示血型不合，不能输血。

（四）输血前准备

输血前应先取得患者的理解并征得患者的同意，签署知情同意书。

1.备血

根据医嘱抽取血标本 2 mL，与已填写的输血申请单一起送往血库，做血型鉴定和交叉配血试验。采血时不要同时采集两个人的血标本，以免发生混淆。

2.取血

输血当日凭取血单去血库取血，必须与血库人员共同做好"三查八对"。"三查"即查血的有效期、血的质量和输血装置是否完好，"八对"即对床号、姓名、住院号、血袋号、血型、交叉配血试验结果、血液种类和剂量。超过保质期不能使用。检查血液质量时如发现血浆颜色变红或混浊有泡沫，红细胞与血浆界限不清等都证明有溶血现象，均不能使用。查对无误，在交叉配血单上签名方可提取血液。

3.取血后

血液自血库取回后，切勿振荡，以免红细胞大量破坏引起溶血；取回的血液在室温下放置15～20分钟再输入，不能将血液加温，防止血浆蛋白凝固变性而引起反应，避免放置时间过长，造成污染。

4.输血前

输血前需与另一护士再次进行核对，以确保无误。

（五）静脉输血的方法

1.目的

见本节"输血的目的"。

2.评估

（1）患者及供血者的血型及交叉配血结果、输血史及过敏史。

（2）患者病情、治疗情况、心理状态、对输血的理解程度与合作程度。

（3）穿刺部位皮肤及血管情况。

3.操作前准备

（1）用物准备。

间接静脉输血法：同密闭式输液法，仅将输液器换为输血器（滴管内有滤网，9号静脉穿刺针头）。另备手套。

直接静脉输血法：同静脉注射法，另备 50 mL 注射器数具（根据输血量多少而定）、3.8 ％枸橼酸钠溶液、手套。

0.9 ％生理盐水、血液制品（根据医嘱准备）。

（2）患者准备。

了解输血的目的、方法、注意事项及配合要点。

在输血同意书上签字。

根据需要排尿或排便，取舒适卧位。

（3）护士准备：着装整洁，修剪指甲，洗手、戴口罩。

（4）环境准备：清洁、宽敞，光线明亮，方便操作，避免清扫等使尘埃飞扬的操作。

4.操作步骤

（1）间接输血法：间接输血法是将已抽出的血液在血袋中保存，然后采用静脉输液法输入患者体内的输血方法，在临床中应用广泛。

（2）直接输血法：直接输血法是指供血者血液抽出后立即输给患者的一种方法。适用于急需输血而又无血库设备时或婴幼儿少量输血。

5.注意事项

（1）严格执行无菌操作和查对制度，避免事故差错和输血反应的发生。

（2）血库中的血液取出后，30分钟内给患者输入，避免久置使血液变质或被污染。

（3）在输血前后均应输入少量生理盐水，冲洗输血器管道，输注两个以上供血者的血液时，二者之间应输入少量生理盐水，血液内不得随意加入其他药品，并避免和其他溶液相混，以防血液在酸、碱、高、低渗的环境中发生凝集和溶解。

（4）静脉输血开始时速度宜慢，观察15分钟后如无反应，可根据情况调节至合适的滴速。大出血、休克时尽快补充血容量，可加压、快速输血。

（5）输血过程中要加强巡视，注意观察患者的局部是否有疼痛，有无输血反应，一旦发生输血反应，应立即停止输血并按照输血反应给予处理。加压输血时必须有护士监测，以避免空气进入体内，发生空气栓塞。

（6）多次输血或输入多个人的血时，输血前按医嘱酌情给抗过敏药。大量输库存血时应注意补充钙剂。

（7）同时输多种血液时一般应先输成分血再输全血，以保证成分血新鲜。

（8）输完血的血袋应保留24小时备查。如发生输血反应还应保留余血以备检查分析，查找原因。

（9）采用直接输血法从供血者血管内抽血不可过急过快，并注意观察其面色、血压等变化，询问有无不适。连续抽血时，只需更换注射器，不必拔出针头，但要放松袖带，并用手指压迫穿刺部位前端静脉，以减少出血。给受血者推注速度不可过快。

三、自体输血

自体输血通常指采集患者体内血液或于手术中收集自体失血再回输给同一患者的方法，即输回自己的血。自体输血的优点是无须做血型鉴定及交叉配血试验，不会产生免疫反应，扩容迅速、安全、可靠，开展自体输血将有利于开拓血源，减少贮存血量，既节省血源又防止发生输血反应，同时有效地避免了由输血而引起的疾病（如肝炎、艾滋病）的传播。

自体输血有三种形式，包括术前预存自体血、术前稀释血液回输和术中失血回输。

(一)术前预存自体血

选择符合条件的患者于术前抽取患者的血液,在血库低温下保存,待手术时再输还给患者。一般于术前3周开始,每周或隔周采血一次。注意最后一次采血应在手术前3天,以利机体恢复正常的血浆蛋白水平。

(二)术前稀释血液回输

术前稀释血液回输于手术开始后主要出血步骤前采血,并同时自静脉给晶体或胶体溶液,借此降低血细胞比容(HCT)而同时维持血容量,目的是稀释血液,使术中失血时实际丢失的红细胞及其他成分相应减少,所采集的血在手术中或手术后补还自体。

(三)术中失血回输

术中失血回输适用于腹腔或胸腔钝性损伤(如脾破裂)、异位妊娠破裂、估计有大出血的手术(肝脏手术)等,血液流入腹腔16小时内无污染、无凝血者。自体输血时常采用流动或离心装置自体输血器,将血液进行回收、抗凝、滤过、洗涤等处理再回输给患者。

下列情况不能使用回收血:血液已被污染者、血液可能受癌细胞污染者、血细胞严重破坏、合并心功能不全、心力衰竭、阻塞性肺部疾患、肝肾功能不全或原有贫血者。自体输血量应控制在3500 mL以内。大量回输自体血时,应适当补充新鲜血浆和血小板。

四、输血反应及预防和护理

为保证患者的安全,在输血过程中,护士须密切观察患者,并熟悉各种输血反应的临床表现,及时提供恰当的护理措施。常见的输血反应主要有以下几种。

(一)发热反应

发热反应是输血中最常见的反应,约有2%的患者输血后出现发热反应。

1.原因

(1)输入致热源(蛋白质、细菌及细胞产物):输血用具或保养液被致热源污染。

(2)细菌污染:违反无菌操作原则,造成污染。

(3)免疫反应:患者多次受血后,血浆中产生抗白细胞抗体和抗血小板抗体,再次输血时与所输入的白细胞和血小板发生凝集反应。

2.症状

发热反应多发生在输血后2小时内,也有的在输血过程中发生。有时因输血速度过快,在输血后15分钟即可发生。先有寒战,随后体温迅速上升至38~41 ℃,伴有头痛、恶心、呕吐、出汗,持续1~2小时逐渐缓解。个别严重的可能会有精神、神经症状。

3.护理

(1)预防:严格管理血库保养液和输血用具,有效预防致热源污染,严格无菌操作,防止发热反应的发生。

(2)处理:反应轻者,减慢滴速即可使症状减轻,严重者停止输血,换用生理盐水保留静脉通路,密切观察生命体征,给予对症处理,并通知医师。寒战时,注意为患者保暖。必要时按医嘱给予解热镇痛药和抗过敏药,如异丙嗪或肾上腺皮质激素等。

(二)变态反应

静脉输血的变态反应发生率为1%左右。

1.原因

(1)患者是过敏体质,输入血液中的异体蛋白同过敏机体的蛋白质结合,形成完全抗原而致敏。

(2)供血者在献血前用过可致敏的药物或食物,使输入血液中含致敏物质。

(3)多次输血的患者体内可产生抗体,当再次输血时,致敏肥大细胞和嗜碱性粒细胞脱颗粒,而导致变态反应。

(4)供血者体内的变态反应性抗体随血液传递给受血者,一旦与相应的抗原接触,即可发生变态反应。

2.症状

变态反应大多发生在输血后期或输血即将结束时,表现轻重不一:轻者出现皮肤瘙痒、荨麻疹、轻度血管性水肿(表现为眼睑、口唇水肿),常在数小时后消退;重者可发生平滑肌痉挛,表现为过敏性哮喘、喉头痉挛、支气管哮喘、喉头水肿,甚至可发生过敏性休克。

3.护理

(1)预防:①勿选用有过敏史的献血员;②献血员在采血前 4 小时内不吃高蛋白和高脂肪食物,宜用少量清淡饮食或糖水。

(2)处理:轻度的局部皮肤表现,不需特殊处理。大面积荨麻疹可按医嘱给抗组胺药物治疗。严重者,立即停止输血,换生理盐水保留静脉通路,给予抗过敏药物和肾上腺皮质激素如异丙嗪、氢化可的松或地塞米松等治疗,皮下注射 0.1 ％肾上腺素 0.5～1 mL,危急情况下可行静脉注射。呼吸困难者给予吸氧,严重喉头水肿者行气管插管或气管切开保证呼吸道通畅,循环衰竭者应给予抗休克治疗,并严密观察生命体征及意识、尿量等,做好记录。

(三)溶血反应

溶血反应是指输入的红细胞或受血者的红细胞发生异常破坏,大量血红蛋白进入血浆中而引起的一系列临床症状。其为输血中最严重的反应,可分为血管内溶血和血管外溶血。

1.血管内溶血反应

(1)原因。①输入异型血:多因 ABO 血型不相容,献血者和受血者血型不符而引起;②输入变质血:输血前红细胞已变质溶解,如血液储存过久、血温过高,输血前将血加热或震荡过剧,血液受细菌污染均可造成溶血;③血中加入高渗或低渗溶液或能影响血液 pH 变化的药物,致使红细胞大量破坏所致。

(2)症状:一般输入 10～20 mL 后即可出现症状。红细胞凝集成团,阻塞部分小血管,可出现头部胀痛、面部潮红、四肢麻木、恶心呕吐、心前区压迫感、腰背剧痛等症状;继而由于凝集的红细胞溶解,大量血红蛋白进入血浆中,出现黄疸、血红蛋白尿(酱油色),伴寒战、高热、呼吸困难、发绀、血压下降等;最后大量溶解的血红蛋白进入肾小管,遇酸性物质而形成结晶体,阻塞肾小管,另一方面血红蛋白的分解产物使肾小管内皮细胞缺血、缺氧而坏死脱落,也可导致肾小管阻塞,导致急性肾衰竭,患者出现少尿、无尿等急性肾衰竭症状,严重者可导致死亡。

(3)护理。

预防:认真做好血型鉴定和交叉配血试验,输血前仔细查对,杜绝差错。严格执行血液保存规则,不可使用变质血液。

处理:处理必须及时,一旦有溶血反应发生应立即抢救。①停止输血并通知医师,保留余血,采集患者血标本重新做血型鉴定和交叉配血试验;②用生理盐水维持静脉通道,为供给升压药和其他药物提供保证;③静脉输注碳酸氢钠以碱化尿液,防止血红蛋白结晶阻塞肾小管;④双侧腰部封闭,并用热水袋敷双侧肾区,解除肾血管痉挛,保护肾脏;⑤严密观察生命体征和尿量,并做好记录,对少尿、无尿者,控制入量,纠正水、电解质紊乱,防止高血钾,必要时行血液或腹膜透析;⑥出现休克症状,应立即配合抗休克治疗;⑦安定患者情绪,给予心理支持。

2.血管外溶血反应

血管外溶血反应多由 Rh 系统内的抗 D、抗 C 和抗 E 抗体所造成。临床常见 Rh 系统溶血反应中,绝大多数是由 D 抗原与其相应抗体所致,释放出游离血红蛋白,转化为胆红素,循环至肝脏后迅速分解,通过消化道排出体外。血管外溶血反应一般在输血后一周或更长时间出现,症状较轻,有轻度发热伴乏力、血胆红素升高。对此种患者应查明原因,确诊后,尽量避免再次输血。

(四)与大量输血有关的反应

大量输血一般指在 24 小时内紧急输血量大于或相当于患者总血容量。常见的反应有循环负荷过重、出血倾向、枸橼酸钠中毒等。

1.循环负荷过重

大量快速输血,迅速增加血容量及心排血量,心脏负荷加重而导致心力衰竭,最多见的临床表现是急性肺水肿。治疗措施同输液反应中循环负荷过重反应。

2.出血倾向

(1)原因:输入大量库存血时,贮存血中血小板数减少,凝血因子减少,引起出血倾向。

(2)症状:表现为皮肤、黏膜出现血点、瘀斑,牙龈出血,穿刺部位大块瘀血或手术后伤口渗血。

治疗原则:大量输血时应输入新鲜血液,以补充足够的血小板和凝血因子,短时间内输入大量库血时,应密切观察患者意识、血压、脉搏等变化,注意皮肤、黏膜或手术伤有无出血。可根据医嘱间隔输入新鲜血或血小板悬液,以补充足够的血小板和凝血因子。

3.枸橼酸钠中毒、低血钙、高血钾等

(1)原因:大量输血随之输入大量枸橼酸钠,如患者肝功能不全,枸橼酸钠尚未氧化即和血中游离钙结合而使血钙下降,导致凝血功能障碍、毛细血管张力减低、血管收缩不良和心肌收缩无力等。因血浆钾离子浓度随库存日期而增加,输血后可发生高血钾。

(2)症状:表现为手足抽搐、出血倾向、血压下降、心率缓慢、心室纤维颤动,甚至发生心跳停止。

(3)护理:严密观察患者的反应。输入库血 1000 mL 以上时,需按医嘱静脉注射 10 % 葡萄糖酸钙或 10 % 氯化钙 10 mL,以补充钙离子。对于广泛创伤、体外循环、换血疗法的患者宜输入新鲜血液。

4.酸碱平衡失调

用枸橼酸钠抗凝的库存血,保存时间越长,血液成分变化越大,酸性也越大。如患者已存在酸中毒,则可使症状加重。此外大量枸橼酸钠代谢后产生的碳酸钠又可引起代谢性碱中毒。

(五)传播疾病

通过输血可将供血者的某些疾病传播给受血者,如乙型肝炎、疟疾、艾滋病、性病等。预防的主要措施是对供血者的管理,选择供血者的条件必须严格,才能预防疾病的传播。

严格把握采血、贮血和输血操作的各个环节,是预防输血反应的关键。

第三节　经外周中心静脉置管

经外周静脉穿刺中心静脉置管(PICC),是近年出现的一种新技术,可为危重患者建立长期静脉通路。因穿刺点在外周静脉,血管选择性大,成功率高,创伤小,感染机会少,护理亦较容易。

一、超声引导下 PICC 置管术

(一)目的

为外周静脉穿刺困难或有缺乏外周静脉通道倾向,需要注射刺激性药物(如化学治疗药物,输注高渗性和黏稠性液体)、反复输血或血制品等长期静脉治疗的患者建立静脉通路。

(二)操作前准备

1.护士准备

护理人员着装整洁,洗手,戴口罩,戴圆帽。

2.评估

(1)病情、年龄、诊断、意识状态、合作程度、心理反应、心肺功能、治疗方案。

(2)局部皮肤组织完整性及血管的情况。

(3)凝血检验结果。

3.用物准备

(1)75 %酒精、碘附、100 mL 0.9 %氯化钠注射液 1 袋、10 mL 注射器 2 支、20 mL 注射器 1 支、PICC 导管 1 套(根据患者血管粗细度选择)、弹力绷带。

(2)PICC 穿刺包:无菌手套(2 副)、10 cm×12 cm 无菌透明敷料、无菌输液贴、肝素帽、隔离衣、无菌大单、孔巾、方巾、一次性垫巾、棉球(8 个)、塑料镊子(2 把)、纸尺(1 条)、压脉带(1 根)、无纺布(4 片)、直式剪刀(1 把)、手术盘(2 个)。

(3)增强性 PICC 穿刺套件。①微插管鞘穿刺套件 1 套(根据患者血管深浅度选择):导丝、套管针、皮肤扩张器、手术刀。②导针器套件 1 套:内有导针架、无菌导电糊、无菌探头套。

4.环境准备

环境安全、安静、清洁。关闭门窗,必要时屏风遮挡,请无关人员回避等。

5.检查核对

核对医嘱,检查知情同意书(深静脉置管知情同意书、体内植入材料知情同意书)项目填写是否填全。

6.辨识患者

询问患者是否需要排尿、排便。告知家属置管方法、目的、意义及可能出现的并发症,使患者及家属对置管过程和置管后的维护充分了解,使其消除顾虑。

(三)操作步骤

(1)为患者选择舒适、适宜的穿刺体位。

(2)血管超声仪摆放在操作者对面,方便操作者目视屏幕的同时进行双手操作。

(3)选择合适的静脉:①铺一次性治疗巾,在预期穿刺部位以上系止血带。②选择穿刺血管(贵要静脉为首选)。③在肘上2 cm处涂抹少量耦合剂,用探头找到肱动脉和肱静脉,根据解剖特点肱静脉汇合于内侧的贵要静脉,将探头向内侧、向上移动,可见内径较大的血管,用探头压迫可以压扁,不见搏动的就是首选的穿刺血管-贵要静脉。在预穿刺点处做好标记。④松开止血带。

(4)测量定位:①患者平卧,上臂外展与躯干呈90°。②测量导管置入长度:从预穿刺点开始,沿静脉走向测量,到右胸锁关节再向下反折至第三肋间的长度。③患者臂围:肘横纹到肩峰连线的中点,紧绕皮肤一周。④记录测量数值。

(5)建立无菌区:①洗手。打开PICC穿刺包,戴第一副手套。②将第一块无菌治疗巾置于术侧患者手臂下,助手将止血带放好。③皮肤穿刺点消毒:以穿刺点为中心,上下直径20 cm,两侧至臂缘,75%酒精消毒3遍(第①遍顺时针,第②遍逆时针,第③遍顺时针),待干。再采用葡萄糖氯己定皮肤消毒剂消毒3遍(方法同75%酒精,消毒范围小于酒精消毒范围)。④脱手套,洗手,穿无菌手术衣,更换第二副手套,铺大单、治疗巾及孔巾。⑤将抽吸好生理盐水的3支注射器、PICC导管、输液接头或肝素帽、透明敷料、免缝胶带放置无菌区内。

(6)无菌盐水冲洗手套上滑石粉,干纱布擦干,预冲导管,延长管,减压套筒,和输液接头(肝素帽),将导管全部浸于生理盐水中。

(7)安装无菌探头套:取无菌耦合剂少许涂在探头上。部分涂于穿刺点附近,然后将探头罩上无菌探头套并用橡胶圈固定牢固。

(8)让助手在患者穿刺侧上臂系止血带,嘱患者握拳。

(9)安装导针器在探头上的凸起处。

(10)超声引导下再次定位血管,将选好的血管影像定位在标记点的中间部位,左手固定好探头,右手取穿刺针插入导针器沟槽,操作者通过看血管超声仪的屏幕进行穿刺。超声显示屏上可见血管内呈现白色亮点,同时可见回血缓缓流出,表示已经进入血管。

(11)送导丝:将探针与探头轻轻分离,右手缓慢送入导丝15 cm左右,感觉送入顺畅后将穿刺针撤出。方形纱布轻压穿刺点保留导丝在原位。

(12)助手松开止血带。

(13)扩皮:用无菌手术刀沿导丝方向切开皮肤约2 mm即可。

(14)送插管鞘:延导丝送入插管鞘,注意固定导丝避免导丝滑入血管。

(15)将插管鞘完全送入血管内,然后拧开插管鞘上的锁扣分离扩张器和插管鞘,将扩张器与导丝同时拔出并检查导丝是否完整。

(16)送管:左手固定好插管鞘同时按压导入鞘上端静脉,将导管缓慢送入插管鞘,当送到

10 cm 左右时将患者头转向穿刺侧,患者下颌贴近肩部,以防导管误入颈内静脉。插管至预定深度后,头恢复原位。

(17)退出插管鞘使其离开穿刺部位,同时按压穿刺点防止出血过多。

(18)判断导管位置:在助手协助下超声检查导管位置,避免误入颈内静脉。

(19)撤出导管内支撑导丝:校对插管长度,将导管与支撑导丝的金属柄分离,缓慢平直撤出导管内的支撑导丝。

(20)修剪导管:在体外导管 5～6 cm 处垂直修剪导管。注意一定不能剪出斜面或毛茬。

(21)将减压套筒套到导管上,再将导管连接器接到连接器翼形部分的金属柄上,注意一定要推进到底,导管不能起褶。将翼形部分的倒钩和减压套筒上的沟槽对齐。锁定两部分。

(22)用注射器抽吸回血,确认穿刺成功,用生理盐水 10～20 mL 脉冲式冲管。

(23)将输液接头或肝素帽安装在 PICC 导管连接器上。

(24)撤孔巾:无菌方式撤除孔巾,注意不要牵拉导管,用无菌生理盐水清洁穿刺点及周围皮肤。

(25)固定导管:将导管摆成 U 形,用无菌免缝胶带固定,穿刺点覆盖纱布,透明敷料加压粘贴。注明穿刺日期和时间。

(26)根据需要使用弹力绷带包扎。

(27)再次查对,妥善安置患者,向患者家属交代注意事项。

(28)整理用物。脱手套,洗手。

(29)X 射线检查确定导管尖端位置。

(30)记录:置入导管的长度、胸片显示的导管位置、导管型号、规格、批号、所穿刺的静脉名称、臂围,记录穿刺过程是否顺利、有无不适主诉。

(31)将导管出厂条形码贴在知情同意书和维护手册上。

(四)评价

(1)导管位置及留置长度正确。

(2)导管穿刺处无红肿、渗出。

(3)导管固定良好。

(五)健康教育

(1)新放置的 PICC 会有渗血情况,给予加压包扎,置管第二天伤口需更换敷料一次。

(2)嘱患者在穿刺后第一天减少肢体的活动。第二天鼓励患者适当活动肢体,如发现上臂肿胀,可行热敷或理疗。

(3)告知患者或家属穿刺点出血及手臂肿胀时及时通知医务人员,及时处理。教会患者及家属观察穿刺点周围皮肤有无发红、肿胀、疼痛,有无脓性分泌物等异常情况的方法。

(4)PICC 导管在治疗间歇期应 3～7 天冲管、更换导管敷料及输液接头 1 次。

(5)告知患者及家属保持穿刺部位皮肤及敷料的清洁,如发现敷料有卷边、脱落或敷料因潮湿而松动时,应及时更换敷料。

(6)告知患者及家属携带 PICC 不影响日常活动,但应避免使用此侧肢体负重及剧烈运动,避免长时间屈曲肘部,防止导管脱出或移位。

(7)如肩部、颈部出现疼痛及同侧上肢水肿或疼痛等症状,应及时回医院检查。

(8)告知患者及家属携带导管时可以沐浴,但应避免盆浴、泡浴。每次沐浴前用清洁保鲜薄膜包裹穿刺点上下至少10 cm,上下边缘用胶布紧贴,以防浸湿局部,洗澡完后尽快用干毛巾擦干局部,如有潮湿及时更换。

(9)告知患者及家属紧急情况的处理方法。

(六)注意事项

(1)测量长度要准确,因导管尖端进入右心房可引起心律失常、心肌损伤、心脏压塞。

(2)如果一次穿刺未成功,穿刺针不得再穿入插管鞘。

(3)如遇送管困难,表明静脉有阻塞或导管位置有误,不可强行送管。

(4)抽去导丝时动作轻柔,以免损坏导管及导丝的完整。

(5)禁止使用小于10 mL的注射器,防止压力过大造成导管破裂。

(6)必须使用脉冲式冲管法进行冲管,以防止药液残留管壁。

(7)禁止在导管上贴胶布,以防危及导管强度和导管完整。

(8)建议使用零压接头,降低感染风险。

二、静脉置管维护技术

(一)目的

(1)保持穿刺部位无菌,预防感染。

(2)固定导管,防止导管脱出。

(3)维持导管通畅。

(4)观察穿刺点及周围皮肤情况。

(二)操作前准备

1.护士准备

护理人员着装整洁,洗手,戴口罩,查对维护记录单。

2.评估

(1)患者的病情、年龄、诊断、意识状态、配合程度及心理状况。

(2)穿刺点有无发红、肿胀、渗血及渗液。

(3)导管是否通畅,有无移动,是否脱出或进入体内。

(4)贴膜有无潮湿、脱落、污染,是否到有效期。

(5)皮肤过敏情况。

3.用物准备

(1)更换贴膜:中心静脉置管护理换药包、10 mL预冲注射器1支、输液接头。

(2)导管堵塞再通:中心静脉置管护理换药包、生理盐水3支、10 mL注射器4~5支、三通阀、5000 U/mL尿激酶1支、20 mL注射器1支、输液接头。

4.环境准备

环境安全、安静、清洁。必要时屏风遮挡,请无关人员回避等。

5.检查核对

核对医嘱,检查知情同意书项目是否填全。

6.辨识患者

询问患者是否需要排尿,向患者及家属解释操作的目的及过程,取得配合。

(三)操作步骤

1.更换贴膜

(1)洗手、戴口罩。查对各项无菌物品完整性及有效期。

(2)核对患者相关信息,查看 PICC 维护手册。向患者解释操作目的,以取得配合。

(3)打开 PICC 换药包,取出垫巾和皮尺。在穿刺肢体下铺垫巾。用皮尺在肘关节上方 5～10 cm 处测量臂围(根据年龄确定)。

(4)揭开固定输液接头的胶布,用 75 %酒精棉片消毒皮肤,去除胶布痕迹。

(5)更换输液接头:①免洗手消毒液洗手,打开输液接头包装备用。取出预冲注射器,释放压力,安装输液接头,排气,备用。②卸下原输液接头。③免洗手消毒液洗手、戴无菌手套。④用酒精棉片用力擦拭导管口横断面及外壁 15 秒,连接新的输液接头。抽回血(回血不可抽至接头或注射器内),使用脉冲手法冲洗导管,正压封管。⑤脱手套。

(6)去除透明敷料外胶带,用拇指轻压穿刺点,沿四周 0°角度平拉透明敷料;固定导管,自下而上 180°角去除原有透明敷料。

(7)评估穿刺点及皮肤有无红肿、渗血、渗液,体外导管长度有无变化。

(8)免洗手消毒液洗手,戴无菌手套。

(9)持无菌纱布覆盖在输液接头上,一手提起无菌纱布覆盖的导管,另一手持酒精棉棒,避开穿刺点 1 cm 处,顺时针去脂、消毒,消毒直径 15 cm,大于透明敷料覆盖面积。取第 2 根酒精棉棒避开穿刺点 1 cm 处,逆时针去脂、消毒。取出第 3 根酒精棉棒,消毒方法同第 1 根。

(10)取第一根洗必泰(氯已定)棉棒以穿刺点为中心顺时针消毒皮肤及导管。左手翻转导管,取第二根洗必泰棉棒逆时针消毒皮肤及导管。左手再翻转导管,取第 3 根洗必泰棉棒顺时针消毒皮肤及导管。消毒范围小于酒精消毒面积,导管消毒至导管连接器翼形部分。

(11)调整导管位置,采用免缝胶带固定连接器,无张力放置透明敷料,正确按压透明敷料固定外露导管。免缝胶带蝶形交叉固定贴膜下缘。

(12)胶带上标注导管类型及换药日期、操作者姓名,粘贴于透明敷料下缘。

(13)整理用物,脱无菌手套,洗手。

(14)整理床单位,向患者及家属交代注意事项。填写 PICC 维护手册或记录单。

2.导管堵塞再通

(1)洗手、戴手套。

(2)根据说明书确定导管注入容量。

(3)根据阻塞程度采取相应措施。

不完全堵塞:表现为输液速度减慢,但仍可滴入液体。①速度减慢的初期:用 20～40 mL 生理盐水脉冲方式冲管。②脉冲冲管无法缓解:将 1 mL 5000 U/mL 的尿激酶注入导管,保留 20 分钟,回抽血液,弃去,然后立即用 20～40 mL 生理盐水脉冲冲管。

完全堵塞:①取下输液接头或肝素帽,用 75 %酒精消毒导管接头部位。②将三通阀连接 PICC 导管,使三通阀处于关闭状态。③将 10 mL 注射器连接至三通阀的一个接口,将含有

5000 U/mL尿激酶10 mL的注射器连接至三通阀的另一个接口。④打开与空注射器相连的三通阀接口,轻轻回抽注射器至8~9 mL,然后立即关闭接口,使管腔内形成负压。⑤打开与含有尿激酶的注射器相连的三通阀,利用负压将尿激酶注入导管内,不要用强力。⑥关闭连接至导管的三通阀,使药物停留在导管内。⑦妥善固定导管,标注明显的"禁止使用"警示。⑧停留15~20分钟后,打开连接导管的三通阀,有血液抽出即表明溶栓成功。如无血液抽出则重复上述操作,使尿激酶在导管内停留一定时间,直至有血液抽出(尿激酶的总量不宜超过15000 U)。如仍不成功,及时通知医师。⑨回抽3~5 mL血液弃去,以确保抽回所有药物和凝块。⑩用充满20 mL生理盐水的注射器连接导管,脉冲冲洗导管。

(四)评价

(1)导管无移位、脱出。

(2)穿刺点无发红、肿胀、渗血、渗液。

(3)管道通畅。

(五)健康教育

(1)告知患者及家属更换透明敷料和接头的时间及周期。

(2)告知患者及家属保持穿刺部位皮肤及敷料的清洁,如发现敷料有卷边、脱落或敷料因潮湿而松动时,应及时更换敷料。

(六)注意事项

(1)自下而上去除敷料,注意切忌将导管引出体外。

(2)勿用酒精棉球消毒穿刺点,以免引起化学性静脉炎。

(3)消毒导管时要固定穿刺点处导管,以免将导管拽出。

(4)将体外导管放置呈S形弯曲,以减轻导管张力,避免导管移动。

(5)体外导管部分须完全覆盖在透明敷料以下,以免引起感染。

第六章 院前急救

第一节 院前急救概述

院前急救是指急危重症、受伤患者进入医院前的救护,也称院外急救。院前急救是社会保障体系的重要组成部分,是城市经济发展、精神文明建设和综合医疗服务能力的重要标志。院前急救的成功率不仅取决于院前的医疗救护水平,还与公民的自我保护意识、自救与互救能力密切相关。为了提高全民的急救意识,需要在全社会普及急救知识,使公民增强自我保护意识,减少一切可能发生的伤害,掌握自救及互救技能,在突然发生意外事件时能够运用医学常识,采取正确的急救措施,为院前医疗救护赢得时间,降低院前急危重症患者的死亡率。因此,作为护理工作者,在学习急救与重症护理学知识时,更需要学习院前急救知识。

一、院前急救工作原则与特点

(一)院前急救的工作原则

院前急救工作"以人为本,以生命为中心",医疗机构在进行院前急救时应遵循"就近、安全、迅速、有效"的工作原则。通过对急危重症患者采取及时有效的急救措施,挽救生命;在第一现场对患者进行对症及相应的特殊治疗与护理,稳定患者病情,为下一步的运输和抢救奠定基础;院前急救时对受伤患者进行止血、包扎、复位、固定等相应处理可以大大降低伤残率;经过院前急救能存活的受伤患者应优先救治。院前急救过程还应遵守以下急救原则。

1.先排险后施救

先排险后施救是指实施现场救护前应先进行环境评估,必要时,排险后再实施救护。如有害气体造成的中毒现场,应先协助患者脱离险区再救护;触电导致的意外事故现场,应先切断电源再救护,以保证救护者与伤员的安全。

2.先复苏后固定

先复苏后固定是指遇有心脏、呼吸骤停又有骨折的患者,应首先实施心肺复苏技术,直至心跳、呼吸恢复后,再进行固定骨折的原则。

3.先止血后包扎

先止血后包扎是指遇有大出血又有创口的患者,首先立即用指压、止血带或药物等方法止血,再消毒创口进行包扎的原则。

4.先重伤后轻伤

先重伤后轻伤是指遇有生命垂危的和较轻的伤病员,应优先抢救危重患者,后抢救较轻的伤病员。

5.先救治后运送

先救治,在保证生命的情况下再送往医院,在送伤病员到医院途中,不要停止抢救措施,继续观察病情变化,少颠簸,注意保暖,平安抵达。

6.急救与呼救并重

在遇有成批伤病员,又有多人在现场的情况下,急救和呼救可同时进行,临危不乱,迅速处理,团结协作,以较快地争取到急救外援。

7.搬运与医护的一致性

医护和搬运应在任务要求一致、协调一致的情况下进行。在运送急危重症伤病员时,可以减少痛苦,减少死亡,安全到达目的地。

(二)院前急救的工作特点

1.时间紧急

时间紧急表现为病情紧急,需要紧急抢救;表现为患者和家属心理上的恐惧和焦急,需要迅速到达。立即心肺复苏、快速止血、即刻建立给药静脉通路、及时送往医院,这都充分体现了"时间就是生命"这一主题。一有呼救必须立即出车,一到现场必须迅速抢救。

2.应急性强

院前急救的对象是预想不到的、突然发生的各种危及生命的患者,有时是单发的,有时是多人的;有时是分散的,有时是集中的;事发随机性强,令医护人员措手不及。抢救物品要齐全,药品要足够,这就要求医护人员常备不懈,保持各种急救物品和药品齐全,抢救仪器处于完好应急状态,确保抢救的有效性。

3.灵活性大

院前急救有时在家庭,有时在单位,有时在街道,有时在工厂,有时在社区。遇有特殊需要,如有突发事故时,可能会超越行政医疗区域分管范围,可能到邻近省、市、县帮助救援,前往的出事地点往返距离可达数百公里,地点不同,有的患者需要吸氧,有的需要止血,有的需要给药,有的需要安慰,治疗和护理措施不同;灵活性很大,需要医护人员因人而异,灵活机动地为患者实施有效的措施。

4.病情复杂多变

院前急救的患者病种多样,病情复杂多变,要求医护人员在短时间内做出判断和处理。急救人员应具备综合的医学理论知识、精湛的业务水平、过硬的急救技术、高度的责任心、极强的耐性和良好的心理素质,才能应对各种急救患者,这是院前急救工作的重要特点,尤其是重大事故的抢救过程。

5.工作环境差

现场急救的工作环境大多较差,如狭窄的地方难以抢救,暗淡的光线不易分辨;有时在马路街道,围观人群拥挤、嘈杂;有时事故现场的险情仍在继续,可能造成受伤患者再损伤;运送途中,救护车震动和马达声常影响听诊、触诊和问诊。

6.劳动强度大

院前急救医护人员随车到现场前要经过途中颠簸,到现场时要随身携带急救箱;若现场在高楼且无电梯时就需爬楼梯;若现场是在救护车无法开进的小巷或农村田埂时就得弃车步行;到现场后须立即对患者进行抢救,抢救后又要边指导边搬运伤病员;运送途中还要不断观察患者的病情。每一环节都要消耗一定体力。

7.医疗风险高

院前急救的患者有时是肇事者,打架、斗殴、车祸、服毒时有发生,医护人员既要处理医疗护理问题,又要处理涉及法律的问题;急救人员应加强自我保护意识,具备一定的社会经验、较强的人际沟通能力和应变能力,增强忧患意识,依法行医。

8.对症急救

在院前急救时常没有足够的时间让医护人员进行鉴别诊断。他们的主要任务是对症急救,即针对生命的指征问题,尤其是心、肺、脑衰竭进行救护,对外伤的止血、包扎、固定和搬运等使患者得以初步救治的各种对症急救。如外伤大出血患者,先进行止血处理后再运送医院,可减少失血性休克的可能性;骨折患者先进行初步固定,然后正确搬运和护送才能减轻痛苦,可预防加重骨折及并发症的发生。院前急救应采取的处置步骤是心肺复苏、止血包扎、躯干及肢体固定,然后才是搬运至救护车上。

随着社会的发展和进步,人们的健康意识和急救知识增强,在各种疾病和事故发生时,院前急救承载着越来越重要的任务和责任。

二、院前急救的发展

院前急救是现代急救医学中不可替代的重要组成部分,为挽救生命与院内的后续救治赢得时间和创造条件。院前急救、院内急症科和重症医学科治疗构成了完整的急症医疗体系(EMSS)。院前急救的工作既包括日常的急救工作,又包括对公共卫生突发事件或灾难性人身伤害事故的紧急医疗救援。我国目前的院前急救体系处于一个完善流程、规范管理和建设、标准化发展阶段。

(一)发达国家院前急救的概况

美国建有急救医疗、警察和消防共享的"911"通信系统;法国建有 105 个医疗急救服务系统(SAMU)和 320 个流动急救与复苏服务系统(SMUR)主管全国的院前急救,还建有配有权威医师的指挥调度中心,根据需求派出不同类别的急救车,并指导现场救治;日本的院前急救工作主要由消防机构承担;德国急救中心有 4 条线路与警察队相连,负责调度所在地的救护车和直升机,并协调医院接收患者工作,医护人员于 5～20 分钟可抵达事故或灾害现场,20～45 分钟将伤患者送到医院。

(二)我国院前急救的现状

我国院前急救医疗体系在 20 世纪 90 年代进入快速发展阶段。国内大中城市院前急救医疗服务发展迅速,实现了急危重症疾病、重大事故、意外灾害的紧急医疗救护。但急救文化建设滞后,急救人才资源匮乏,学科发展动力不足,医疗纠纷日益增多,医疗救治成功率较低。我国现阶段院前急救体系建设和运行工作与人民日益增长的急救需求存在一定差距。主要问题如下。

1.急救文化建设体系不完整

建设现代急救医疗文化是提升急救核心竞争力的必要保证,也是急救系统文化建设中的突出任务。在长期从事急救医疗临床、科研、教学、管理中共同形成并遵循的理想信念、价值取向、道德规范及行为准则,其核心是规范和引导医护人员的自主行为,形成巨大的凝聚力和向心力,成为急救事业发展的驱动力。目前我国绝大多数急救中心尚未建立完整、先进的急救文化体系,大城市的急救体系也存在着如何完善和提升自身文化体系并将其贯彻到工作的各个方面、各个环节的问题。

2.急救模式不合理

我国院前急救发展不均衡,急救模式多样,管理不规范。大多数急救医疗体系采用的是传统的等级式管理模式,管理理念落后,管理制度死板。急救人力资源、物力资源、通信设备、医疗服务系统不能满足日益增长的急救需求。

3.急救法律法规不健全

由于院前急救患者病种多、病情复杂多变,家属对救治心理需求高,而现场条件有限,又没有较为隐蔽的治疗与护理空间,急救医护人员经常在患者家属和围观者的视线下进行救护,医护人员的言行稍有不慎,就容易引起各种医患纠纷。

(三)我国院前急救发展的趋势

我国院前急救应开创急救的全新模式,实现急救社会化、结构网络化、抢救现代化、知识普及化,为人民群众提供及时、优质、高效的院前急救医疗服务体系,挽救患者生命,降低伤残率,提高生命质量。院前急救追求社会效益,体现公益性。

1.模式规范化

规范我国院前急救模式,缩小急救半径,缩短呼叫反应时间,最大限度地减少患者的"无治疗期"。规范急救医疗行为,制定有效的应急预案和急救路径,是我国院前急救的发展方向。

2.完善院前急救网络

统一规划、统一设置、统一管理,建立院前急救网络,以缩短急救半径,提高应急反应速度和能力,建立院前急救与公安交通、消防系统间的资源共享和协调联动机制,并健全覆盖城乡的急救网络。只有全社会与交通、消防等各个部门通力合作,才能迅速有效地组织实施成功的救援。

3.高素质急救医疗队伍

对急救医护人员进行系统的理论和操作培训,包括各种急救现场应变及处理原则、医疗转运注意事项、避免加重患者病情的注意事项、急救药物的应用、抢救器械的使用和配置等。完善院前急救人员的执业资格考试,对其进行绩效考核,确保院前急救人员的业务水平,同时对驾驶员和担架员进行急救技术人员的培训。我国院前急救人才培养的方向是素质高、业务精、应急能力强。

4.急救大众化

我国应大力开展"第一目击者"的急救知识普及培训工作,使现场第一目击者掌握急救技能,在患者发病早期及时抢救,提高急危重症患者的院前抢救成功率。公众健康、急救知识教育是减少意外伤亡最有效的手段。意外事故易发、多发部门的人员为急救知识普及重点,如安全员、消防员、机动车司机、地铁站务员、交通警察、巡警、消防战士等。普及人群应从青少年抓起。

5.完善急救表格病例

对急救时患者主诉和体检结果及病情进行文字记录,制定规范化的表格式病历,是急救中心与医院的急症科之间连接的纽带,是有效的法律依据。急救各项标准化问题和急症医学教育问题将得到不断完善。

6.院前急救的建设与管理

完善院前急救的机构建设、日常急救、应急救援、学科建设、急救培训、医疗质量、社会效益实施绩效考核管理办法。提高院前急救能力,调动院前急救人员的积极性。

第二节　院前急救工作模式

一、院前急救机构设置及配备

(一)院前急救机构设置及管理

院前急救机构设置,按照就近、安全、迅速、有效的原则,科学组建院前急救网络,原则是一城市只建一个急救中心。因地域辽阔或交通不便等原因,直辖市、省会城市、地级市院前急救网络未覆盖的县和县级市,也可以建立一个独立的急救站。卫生行政部门对院前急救机构实行属地化、全行业管理。"120"急救电话是我国院前急救的特服呼叫号码,是院前急救机构受理医疗救援呼救,代表卫生行政部门协调、指挥医疗资源,应对灾害事故和突发公共卫生事件的重要工具。

1.院前急救机构的设置

院前医疗急救以急救中心(站)为主体,与医院组成院前医疗急救网络并共同实施院前急救工作。院前医疗急救网络纳入当地医疗机构设置规划中,由县级以上地方卫生行政部门按照就近、安全、迅速、有效的原则设立,统一规划、统一设置、统一管理。急救中心(站)和急救网络医院必须符合《医疗机构设置标准》。未经县级以上地方卫生行政部门批准,任何单位及其机构、个人不得使用急救中心(站)的名称,不得开展院前医疗急救工作。急救中心(站)负责院前医疗护理急救工作的指挥和调度,按照院前医疗护理急救需求配备通信系统、救护车和医务人员,开展现场抢救和转运途中的救治、监护。急救网络医院按照急救中心(站)指挥和调度开展院前医疗急救工作。县级以上地方卫生行政部门可以在急救中心(站)设立紧急医疗救援中心,经卫生行政部门授权负责统一指挥和调度本辖区医疗资源,开展突发公共卫生事件紧急医疗救援工作。县级以上地方卫生行政部门按照每5万人口一辆救护车的标准配备院前医疗急救车辆,救护车应当符合《中华人民共和国卫生部救护车专业标准》。急救中心(站)通信系统应当具备系统集成、救护车定位追踪、呼叫号码和位置显示、移动通信、无线集群通信等功能。

2.院前急救的行政管理

院前医疗急救是指由急救中心(站)和急救网络医院按照统一指挥调度,在伤病员送达医院内救治前,在医院外开展的以现场抢救和转运途中救治、监护为主的医疗服务。卫健委负责全国院前医疗急救工作的监督管理,规划和指导全国院前医疗急救体系建设。县级以上地方卫生行政部门负责本辖区院前医疗急救工作的监督管理,规划和实施院前医疗急救体系建设。院前医疗急救应当与当地社会、经济发展和急救服务需求相适应。院前医疗急救工作由卫生行政部门按照"统筹规划、整合资源、合理配置、提高效能"的原则,统一组织实施。

3.院前急救的执业管理

急救中心(站)和急救网络医院开展院前医疗急救工作时应当严格遵守医疗卫生管理法律、法规、规章和技术操作规范、诊疗指南。非卫生专业技术人员不得从事院前医疗急救工作。配备专人24小时受理"120"院前医疗急救呼叫,"120"院前医疗急救呼叫受理人员应当接受相关专业培训,合格后方可执业。在接到"120"院前医疗急救呼叫电话后,根据院前医疗急救需要迅速派出救护车和医务人员出诊。按照就近、就急、满足专业需要、符合患者意愿的原则,将患者转运至医疗机构救治。急救中心(站)和急救网络医院按照医疗机构病历管理相关规定,做好"120"院前医疗急救呼叫受理、现场抢救、转运途中救治、监护等记录及保管工作。按照有关规定收取院前医疗急救服务费用,不得因费用问题拒绝或者延误院前医疗急救服务。急救中心(站)和急救网络医院救护车、院前医疗急救专业人员着装应当统一标识,统一标注急救中心(站)名称和"120"院前医疗急救呼叫号码。县级以上地方卫生行政部门应当加强对院前医疗急救专业人员的培训,定期组织急救中心(站)和急救网络医院开展演练,提高院前医疗急救和突发公共卫生事件紧急医疗救援能力。应急储备工作应当能够满足突发公共卫生事件紧急医疗救援需要。指定专人负责应急储备物资管理,做到专人负责、专处存放、定期检查,确保应急储备物资处于备用状态。向公众提供急救知识和技能的科普宣传和培训,提高公众急救意识和能力。

4.院前急救通信设置

急救中心应配置与其功能和建设规模相适应的有线通信系统、无线集群系统、计算机系统、闭路电视监控系统、本区域电子地图和卫星定位系统,以及"114"数据库信息系统等。急救中心通信系统配置标准:有线和无线通信系统、数字交换系统、急救信息系统(包括三字段信息、地理信息系统)、数字录音系统、UPS应急电源系统、GPS车辆卫星定位系统(省会以上城市GPS系统应包括车辆定位和数字信息,省会以下城市GPS系统可以仅有导航定位功能)、LED条屏显示系统、电子大屏幕投影系统、视频监控系统。

5.院前急救救护车设置

城市急救车辆所用的负压监护型救护车和普通监护型救护车的比例宜为(1∶4)~(1∶6)。

(1)普通监护型救护车的配置标准:①手提出诊专用急救箱;②微型医用氧气瓶;③气动急救呼吸机;④手持或脚踏吸引器;⑤手提多参数监护仪;⑥便携式心电图机;⑦骨折负压固定装置;⑧折叠、铲式、车式担架各一副。

(2)负压监护型救护车的配置标准:①手提出诊专用急救箱;②呼吸系统急救箱;③循环系统急救箱;④创伤外科急救箱;⑤骨折负压固定装置;⑥电动吸引器;⑦无创呼吸机;⑧全导联心电图机;⑨除颤监护仪;⑩铲式或自动上车担架各一副;⑪防护服3套。

6.院前急救标识设置

院前急救标识、急救车辆标识、急救服装标识使用同一标识。院前急救标识的整个标识以圆形为基底,圆形外配以橄榄枝组合,给人一种平和安全的感觉;圆形中心采用国际急救标志蛇杖"生命之星",生命之星交叉的六臂象征急救医疗服务"发现、报告、反应、现场救护、运输途中监护、转至院内救护"六大系统功能;圆环上配以中、英名称;采用蓝黄两种颜色,具有很重要的稳定性和醒目性;标识外形和内涵具有国际性。

(二)院前急救人员配备和绩效考核内容

院前急救成功与否与急救人员、急救技术水平的高低相关。美国等一些发达国家,随车人员为急救医疗技术人员(EMT)和急救医疗辅助人员(EMP)。我国院前急救人员包括急救医师、急救护士、驾驶员、调度员、管理人员、工勤人员、担架员、其他人员。院前急救人员上岗培训、资格考试尚无统一标准和规定。基本要求及对其绩效考核的内容如下。

1.医师

持有《中华人民共和国医师执业证书》,医学专业大专及以上学历,从事临床工作 3 年以上,取得相关急救培训合格证书。对其考核内容有工作数量和质量、随车抢救设备的使用、院前急救综合素质、现场抢救成功率、急危重症处理率、现场心肺复苏成功率、病历书写情况、医德医风情况、继续教育完成情况,以及学术科研等。

2.护士

持有《中华人民共和国护士执业证书》,护理专业中专以上学历,从事临床护理工作两年以上,取得相关急救培训合格证书。对其考核内容包括工作数量和质量、徒手心肺复苏、行进间治疗操作、随车监护仪器使用、车载器械(具)和药品的完好率等。

3.驾驶员

大、中专护士及医师,具有 C 照及以上驾驶证,取得相关急救培训合格证书。对其考核内容有工作数量和质量、车辆状态和安全行车、复杂路况驾驶、故障判断与排除、交通法律法规的掌握等。

4.调度员

持有护士执业证书或医师执业证书,中专以上学历,从事临床医疗、护理工作两年以上,取得相关急救培训合格证书,具备熟练计算机操作能力,会讲普通话。对其考核内容有工作数量和质量、呼救受理时间、调派的合理性、基础急救医疗知识、计算机文字输入速度、常用电话号码和地理信息的认知、调度系统和通信工具的掌握、识图技术、速记技能、消防器材使用、普通话和应用英语会话等。

5.管理人员

具有中级以上职称的医护人员,从事医疗护理管理工作两年以上,取得相关急救培训合格证书。对其考核内容有履行职务情况、完成任务情况、落实目标责任制情况、应急预案的掌握与运用、急救管理学术水平等。

6.工勤人员

经过职业或岗位培训,熟练掌握相关技术和技能,热爱急救事业和本职工作。对其考核内容有工作数量和质量、履行职务情况、完成额定任务情况、工作积极性、遵章守纪和服从管理等。

7.担架员

反应敏捷、身体健康、责任心强、态度和蔼,具有良好职业道德,经过心肺复苏、外伤抢救技术(止血、包扎、固定、搬运)培训考试合格者。对其考核内容有工作量、各种担架操作、安全抬运情况、四大技术掌握、消防器材使用等。

8. 其他人员

热爱急救事业和本职工作。对其考核内容有工作质量和工作效率等。

(三)院前急救器械、用品的常用配置与管理

1. 担架与转运保护用品

普通式折叠担架、铲式、车式担架,床单位基本用品。

2. 止血、包扎、固定用品

绷带、止血带、止血钳、三角巾、纱布、棉垫、夹板、颈托等。

3. 人工呼吸通道器具

喉镜、气管插管、口咽通气道、简易人工呼吸气囊、面罩开口器、压舌板、舌钳、异物钳、氧气袋或便携式氧气瓶。

4. 手术器械

气管切开包、急救包(含产科急救包)、缝合包、手术器械包、张力性气胸穿刺针。

5. 急救箱

手提出诊急救箱、创伤外科急救箱、呼吸系统急救箱、循环系统急救箱。

6. 护理用品

皮肤消毒用品、输液用品、生命体征监测用品、砂轮、胶布、辅料、手套、电极片、洗手和手消毒用品、手电筒、导尿器具、灌肠器具、洗胃用品、洗眼用品、冰帽、基础护理用品等。

7. 救生器具

救生衣、救生带、安全帽、腕带、防护服、非常信号用具。

8. 急救仪器

心电图机、持续心电监护仪、临时起搏器、除颤器、无创呼吸机、快速血糖仪、电动吸引器、输液泵。

急救器械、用品应有专人管理,定期检查有效期,用后随时添加以保证足够数量。各种急救仪器使用前应对使用人员进行培训,使其熟悉仪器性能、使用方法、保养要求。建立完善器械维修、维护、检查程序,保证仪器完好备用状态。

(四)院前急救常用药品的配置

根据不同地区疾病,随着急救药品的更新对院前急救常用药品进行调整。常用药品配置见表 6-1。

表 6-1　院前急救常用药品配置

类别	药品名	数量/支
呼吸兴奋药	尼可刹米、洛贝林	10
抗休克药	盐酸肾上腺素、异丙肾上腺素、间羟胺、多巴胺	10
血管扩张药	硝酸甘油针剂、硝普钠、酚妥拉明、硝酸甘油片剂(1 瓶)	10
抗心律失常药	利多卡因、维拉帕米、胺碘酮	10
平喘药	氨茶碱、沙丁胺醇喷雾剂(1 瓶)	10
抗心力衰竭药	毛花苷 C	5

类别	药品名	数量/支
受体拮抗药	纳洛酮、盐酸山莨菪碱	10
止血药	酚磺乙胺、垂体后叶素	10
镇静、镇痛药	苯巴比妥钠、地西泮、哌替啶、吗啡	5
脱水利尿药	20％甘露醇、呋塞米	10
解毒药	阿托品、氯解磷定	10
激素类药	地塞米松、胰岛素	10
抗过敏药	苯海拉明、异丙嗪	5
其他	5％碳酸氢钠、10％氯化钾、10％葡萄糖酸钙、25％硫酸镁、低分子右旋糖酐、0.9％生理盐水 500 mL、5％糖盐水 250 mL、5％葡萄糖 250 mL、10％葡萄糖 500 mL	10

二、院前急救工作模式

由于我国各地的经济实力、城市规模、急救意识、医疗服务体系存在差异,院前急救组织管理形式各有特色,主要有以下 5 种模式。

(一)单纯性院前指挥型模式

即广州急救模式。急救中心是院前急救指挥的总调度,采用依托医院、分区域负责、统一指挥模式。全市建立统一的急救通信指挥中心,负责全市急救工作的总调度,以各医院的急症科为急救单位,按医院专科性质、区域划分出诊。急救中心与各医院无行政隶属关系,但具有全市院前急救的调度指挥权。当急救中心接到"120"呼救后,立即通知所在区域的医院急症科,分诊护士接到电话指令后,通知专科医师、护士赶赴现场急救,并将患者转运到自己医院继续治疗。

特点:合理有效地共享现有的医疗资源,分区域就近出诊,缩小了急救半径,提高了就诊反应时间及抢救成功率。但患者以送往出诊单位为主,不能按患者病情、专科特点送往最适合治疗的医院。

(二)集中性院前指挥型模式

即上海急救模式。急救中心为独立的医疗卫生机构,既有院前急救总指挥的调度权,又有患者资源调配权。以派车半径为原则,按照地理区域,设立分站及站点,与医院配合,组成院外急救由急救中心负责、院内急救由医院负责的急救网络。随车人员多为急救医护人员。

特点:合理缩小急救半径,市区为 3～5 km,平均反应时间为 10 分钟,院前急救速度快。院前急救人员属于急救中心,便于管理,指挥调度有保证。但浪费医疗资源,政府投入多。

(三)结合性院前院内型模式

即北京急救模式。北京急救中心实行院前急症科重症医学科急救医疗一体化体系,急救中心拥有现代化的调度指挥系统,与北京各大医院直接进行通信联系;院前急救由急救中心负责,患者经院前急救后转送回急救中心 ICU 或各大医院继续治疗。

特点:急救中心既有院前急救医疗,又有院内急救医疗,院前院内急救统一管理,全面负责。但急救中心投资大,需要大量医疗资源,不利于缩小急救半径,存在与各医院的协调问题。

(四)附属性院前医院型模式

即重庆急救模式。院前指挥调度相对独立,又附属于一所综合医院,是医院的一个部门。既有院前指挥,又有院内急救,院前、院内急救工作同一医疗服务体系,形成院前急救、监护转运、院内急救、重症监护一体化急救网络。经院前急救后的患者可以送到附近医院,也可以转送到自己的医院。

特点:院前、院内同一急救医疗服务体系,配合效率高,利于患者救护。但患者经院前急救后,存在与其他医院协调问题。

(五)附属性院前消防型模式

即香港急救模式。香港特区的急救采取消防、司警统一的通信网络,报警电话为"999",消防署接到急救电话后,从就近的救护站派出救护人员赶赴现场,把患者送往医管局所管辖的医院或患者指定医院。遇到大型事故时,还有医疗辅助队、救伤队(志愿团队)等参与抢救。他们训练有素、反应敏捷、设备精良,能出色地完成应急医疗服务。

特点:院前急救反应迅速,为抢救生命赢得时间,资源共享。此模式为公益性,不向患者收费,政府要给予一定财政支持。

我国院前急救模式虽然不同,但其任务和功能都基本相同,在管理监督上隶属于当地卫生行政部门。院前急救医疗服务体系体现一个城市整体文明和经济发展实力。

三、院前急救工作流程

(一)"120"电话呼救

当发生意外或急病时,患者或目击者拨打"120"急救电话。

(二)受理呼救电话

调度员了解病情、事故地址,按需要迅速调派急救人员,并做好记录,必要时向上级报告。

(三)救护人员快速出诊

急救人员根据调度指令和病情,携带必要的急救药品和器材快速出诊。

(四)与接车人会合

救护车到接车地点后,驾驶员要注意寻找接车人,由接车人引领救护地点。

(五)现场急救

急救人员携带急救药品、器材尽快赶到患者身边,评估病情,现场急救。

(六)确定转送医院

向患者或家属告知病情,根据病情以就近、安全、有效、尊重患者意愿为原则转送医院,要求患者或家属在医疗文书上签字确认。在突发公共事件的紧急医疗救援中,转送患者要服从现场指挥。

(七)安全搬运

根据病情,采取规范的搬运方式,安全搬运患者。

(八)途中监护

转送途中,医护人员应对患者的生命体征进行严密监护,最大限度地维护患者的生命安全。

（九）送达医院

送达医院后，将患者送入急症科（室），与接诊人员就病情与处置行书面和口头交接，并签字。

（十）返回

返回后，整理病历、进行登记，检查器材、补充药品，做好再次出诊准备。

第三节　院前急救的护理

在院前急救工作中，护士及时评估病情、准确分诊患者，采取有效的救护措施，快速建立静脉通路、及时给患者吸氧、监护等环节尤为重要。院前急救护理工作内容包括现场评估、现场急救、转运与途中监护三部分。

一、现场评估与护理体检

（一）现场评估

现场评估是指当患者突患急危重症疾病或遭到意外伤害时，护理人员赶到现场，进行全面检查评估的过程。护理人员应在短时间内，对患者的病情及伤情按轻、重、缓、急进行初步检查和判断，并对疾病及伤情的发展变化有一定的预见性。

1.原因评估

到达急救现场后迅速评估灾害、事故及发病的原因，是否存在继续伤害患者的危险，如有危险存在应快速、正确地使患者脱离危险，确保安全。在触电现场应先切断电源再救护；在进入有毒环境现场时，应先做好防毒措施再救护；在地震、车祸现场有很多伤者围困在险区，应先消除险境再救护，确保自身和患者的安全。

2.病情及伤情评估

对急危重症患者的病情及伤情评估，包括意识、瞳孔、呼吸、循环等方面。

（1）意识：呼唤患者，轻轻拍打肩部，或指捏压人中，观察患者的反应，判断患者神志是否存在。患者有反应或肢体运动等说明意识存在；弹婴儿足跟或掐捏上臂出现啼哭，表明患儿有意识。如对上述刺激无反应，则表明神志不清或意识丧失，患者处于危重状态。

（2）瞳孔：瞳孔的变化是颅内疾病、药物中毒、昏迷等病情变化的重要指征。现场救护观察瞳孔要注意两侧瞳孔的形状、对称性、边缘、大小、对光反射。双侧瞳孔不等大可能存在颅脑损伤或出血；双侧瞳孔散大可能颅内压增高、颅脑损伤、颠茄类药物中毒、濒死状态及心跳呼吸停止；双侧瞳孔缩小提示有机磷农药、氯丙嗪、吗啡等药物中毒；单侧瞳孔散大、固定，提示同侧颅内病变；单侧瞳孔缩小提示同侧小脑幕裂孔疝早期；瞳孔对光反射消失，常见于危重症或昏迷患者。

（3）呼吸：急救现场评估呼吸，首先要保持呼吸道通畅，护士用面颊部靠近患者鼻孔，一看（看患者胸廓有无起伏）、二听（听有无呼吸音）、三感觉（感觉有无气体逸出）来判断患者是否有自主呼吸。如有呼吸应检查频率、节律、深浅度；如呼吸停止，应立即进行人工呼吸。对呼吸停止的原因，如梗阻、堵塞、扭曲，或是疾病严重致呼吸功能丧失进行综合判断。

（4）循环：首先触摸脉搏，如桡动脉未触及，应摸颈动脉或股动脉，婴儿摸肱动脉，当动脉触不及，血压降低或听不清，四肢末梢皮肤凉、冷时，提示患者休克、循环障碍或衰竭。

（二）护理体检与分类

在急救现场，经快速评估和病情判断后，不同程度的病情或伤情患者得到尽快的救治，做好快速正确伤情及病情检测与分类极其重要。

1. 护理体检的原则

尽量不移动患者的身体，尤其是不能确定伤势的创伤患者；注意倾听患者或目击者的主诉，特别是与发病或创伤有关的细节；重点查看与主诉相符的症状、体征及局部表现；应用基本的物理检查，侧重对生命体征的观察，发现可用护理方式解决的问题。

2. 护理体检的顺序

根据现场实际情况，对患者的头部、颈部、脊柱、胸部、腹部、骨盆及四肢进行全身系统或有针对性的重点检查。

（1）头部：触摸患者头皮、颅骨和面部，观察外形，有无外伤或骨折；观察眼、耳、鼻、口，有无伤口、出血、骨折、异物、充血、水肿，有无牙齿脱落、视物不清、听力下降、口唇发绀、面色苍白等。

（2）颈部：观察颈部外形与活动有无改变，有无损伤、出血、血肿，有无颈部压痛、颈项强直，触摸颈动脉搏动和节律，观察气管是否居中，是否有颈椎损伤。

（3）脊柱：主要针对创伤患者，在未确定是否有脊髓损伤时，不可盲目搬动患者。检查时，用手伸向患者后背，自上而下触摸，检查有无肿胀、疼痛或形状异常。对神志不清并确诊无脊髓损伤或非创伤性急症患者，取左侧卧位，使患者被动放松，保持呼吸道通畅。

（4）胸部：观察锁骨有无异常隆起或变形，略施压力观察有无压痛，确定有无骨折。观察胸部有无创伤、出血或畸形、肋骨骨折。观察呼吸状态，吸气时两侧胸廓是否对称，询问是否有胸痛及疼痛部位。

（5）腹部：观察腹部外形有无膨隆、凹陷，有无创伤、出血，或腹式呼吸运动，腹部有无压痛、反跳痛及肌紧张。确定有无脏器损伤和范围。

（6）骨盆：检查者将双手分别放在患者髋部两侧，轻轻施加压力，观察有无疼痛或骨折。检查外生殖器有无损伤。

（7）四肢：检查四肢有无形态异常、肿胀、压痛或畸形。观察四肢运动、活动度，皮肤的感觉、温度与色泽，检查足背动脉搏动情况，肢端温度与循环情况。

3. 分类

对患者的病情或伤患者伤情分类是院前急救工作的重要组成部分，正确合理地分类患者或伤员，利用现有的医疗人力资源、物力和时间，抢救有存活希望的患者或伤员，是提高存活率的有效途径。对于只有经过急救处理才能存活的患者或伤员给予优先急救，而不经急救处理也可存活或即使急救也会死亡的患者或伤员不给予优先急救。

（1）现场要求分类。①分类应由经过训练、有丰富经验、有组织能力的护士承担。②分类应按先急、危、重症，再轻后小的原则。③分类应快速、准确、无误，判断时间应在 1～2 分钟完成。④分类时应注意角落里反应迟钝、即将休克或器官衰竭的患者或伤员。

(2)病情分类。①轻度患者：标记为绿色，此类患者神志清醒，能够配合检查，对刺激反应灵敏。②中度患者：标记为黄色，对刺激有反应不灵敏或微弱，轻度意识障碍或浅昏迷，此类患者只要得到及时处理，一般不危及生命，否则伤情很快恶化。③重度患者：标记为红色，对刺激完全无反应，意识丧失，随时有生命危险。④死亡患者：标记为黑色。

(3)现场急救区分类。①收容区：患者或伤员集中地带，在此区进行分类判断，进行必要急救复苏抢救工作。②急救区：对急危重症患者，在此区进一步抢救护理，对休克、呼吸与心搏骤停等行心、肺、脑复苏。③后送区：接收能自己行走或伤病情较轻的患者或伤员。④太平区：停放已死亡者。

二、现场急救的护理措施

现场救护是院前急救的首要环节，目的是挽救和维持患者的基础生命，减轻痛苦和并发症，以对症治疗为主。常规的急救护理措施是给患者取正确舒适体位、建立静脉通路、观察与维护生命体征的稳定性。并对不同专科的患者针对病情给予必要的护理准备。

(一)患者体位的放置

现场急救正确的卧位可使患者舒适，减少再损伤，预防并发症，有利于各种检查。

1.头、颈部外伤患者

不要搬动和摇动头、颈部位，保持头、颈部与身体一致仰卧位。如患者翻身采取轴线翻身法。单纯头部外伤取仰卧位头稍稍抬高，如面色发红取头高足低位；如面色青紫，取头低足高位。

2.无呼吸、心搏患者

取仰卧位，置于平地上，或在软垫上放一硬板，解开衣领及裤带，进行现场心肺复苏。

3.神志不清有呼吸、心搏患者

放置安全舒适平卧位头偏一侧，或屈膝侧卧位；使患者最大限度地放松，保持呼吸道通畅，防止误吸。

4.神志清楚患者

根据受伤、病变的部位放置正确的体位。急性哮喘、急性左侧心力衰竭患者取半坐位或坐位，利于改善呼吸困难；咯血的患者向患侧卧位，减轻咯血并防止血流入健侧支气管和肺内；腹痛或腹部损伤患者，取屈膝仰卧位，减轻腹部肌张力；休克患者取中凹卧位，头胸部、下肢略抬高。

(二)建立有效静脉通路

对现场急救患者应使用针管直径较大的静脉穿刺针，保证短时间内快速输入液体和药物。静脉穿刺的部位一般选择前臂静脉或肘正中静脉，进行心肺复苏患者首选上肢静脉。

静脉留置针能保证快速而通畅的液体流速，对抢救创伤出血、休克、急危重症患者，在短时间扩充血容量有利。对于院前急救需要建立静脉通路的患者，尽可能选用静脉留置针，注意固定牢固，防止患者躁动、体位改变和转运脱出血管外。在院前急救用药时，医师只下达口头医嘱，护士必须执行"三清一复核"用药原则，即听清、看清、问清，药物的名称、剂量、浓度复述后与医师核对，避免差错。用过的空瓶暂时保留，以便核对。

(三)生命体征的观察与维护

现场急救的主要目的是快速稳定患者的生命体征,采取最有效的救护措施进行救护。首先解除对生命威胁最大的致病因素,然后进行基本生命的支持。

(1)维持呼吸系统功能,包括吸氧、清除分泌物及痰液,保持呼吸道通畅;应用呼吸兴奋药和扩张支气管药物;呼吸停止时进行人工呼吸,或面罩、气囊辅助呼吸、气管插管通气,对重度气胸的患者进行穿刺排气。

(2)维护循环系统功能,包括急性心肌梗死、心力衰竭、急性肺水肿、高血压危象和休克的处理;严重心律失常的药物治疗;心电监护、电除颤和心脏起搏器的使用,心搏骤停、心肺复苏等。

(3)维持中枢神经系统功能,包括对急性脑血管疾病、急性脑水肿及癫痫发作的急救护理。

(4)对症救护措施,如止血、止痉、止痛、止喘、止吐等。

(5)颅脑、脊柱及其他外伤的包扎、止血、固定及搬运。

(6)灾害、意外事故及各种创伤的现场救护。

(四)院前急救中的护理技巧

现场急救时对猝死、创伤、烧伤等患者,为了便于抢救和治疗,需要适当地松解或脱去患者的衣服、鞋、帽。常用的护理技巧如下。

(1)脱去上衣:先健侧后患侧,紧急情况下可直接用剪刀剪开。

(2)脱长裤:患者呈平卧位。

(3)脱鞋袜:托起并固定踝部,减少震动,解开鞋带,向下再向前顺脚型方向脱下鞋袜。

(4)脱去头盔法:用力将头盔的边向外侧扳开,解除夹头的压力,再将头盔向后上方托起,去除头盔。无颅脑损伤且呼吸良好,去除头盔较为困难,最好不去除;如患者有头部创伤且因头盔妨碍呼吸时,应及时去除头盔;疑有颈椎创伤时,应及时去除头盔。

经过上述护理准备后,迅速进行现场急救,如病情允许,快速把患者送往医院继续治疗。

三、转运与途中监护

转运包括搬运与运输。现代急救医学的新概念把医疗救护转运作为院前急救重要的组成部分,它是连接急救医疗服务体系的重要环节,是抢救急危重症患者的"流动医院"或"活动急救站",是医务人员院前抢救的场所,即"浓缩急症科"。快速、安全及医疗监护下的转运,使伤病员得到进一步的治疗,是提高抢救成功率的重要保障。

(一)常用的转运工具及转运技术

我国院前急救常用的运输工具有担架、平板车、救护车、卫生列车、卫生船或快艇,部分城市有急救专用的直升机。不同的转运方式有不同的注意事项和护理要求,应根据不同的病情选用合理的搬运方法和技术。在不改变患者体位的前提下,将患者移上担架并不困难,但在不能使用担架的狭窄的山区、塌方或地震现场,必须采取转运技术来实现。

1.托运法

患者平躺,两臂弯曲,放在胸前。搬运者蹲在患者头部前方,双手插至患者肩下到腋窝,抓紧患者腋下衣服,使患者的头依附在搬运者的前臂上,向后用力离地平移,托出危险区。

2.挽扶法

患者神志清醒,行动困难,不能自行走出危险区。急救人员站在患者受伤的一侧,一只手拉起患者手臂搭在救护者颈部，另一只手环绕在患者腰部，抓住患者的衣服，患者依靠救护者的身体，协助行走。

3.手座法

手座法指两个搬运者用双手搭成的座位，分四手座法和两手座法。患者神志清醒，用四手座法，让患者坐上伸开双臂搂住搬运者的颈部行走。如患者神志不清，用两手座法，使患者坐在手座上，搬运者在两侧用另一只手固定患者身体，避免跌下。

4.上担架法

如患者伤情严重并有多发性骨折时，建议使用铲式担架，无铲式担架时，应在保持患者体位不变的情况下，将患者抬上担架，分四人搬运法和二人搬运法。

(1)四人搬运法：适用于颈椎、腰椎骨折和病情危重症患者。方法：搬运者甲、乙分别站在患者头部和脚部，搬运者丙、丁分别站于担架的一侧，并将双手分别放入患者肩、胸、腰、臀下，使患者身体保持在同一水平线上，四人同一口令，将患者一同抬起，平移放在担架中。

(2)二人搬运法：在患者腰部凹陷处，平塞入一床单或毛毯，在患者身下轻轻拉平展开，搬运者站在患者头部、脚部，分别拉起床单四角，同时用力将患者移至担架中。

5.上、下救护车法

救护车上如有轨道滑行装置，将抬有患者的担架头端在前，放入救护车内轨道上，平行滑入车中。如无滑道装置，救护人员合力将担架抬起，保持患者头部稍高抬入救护车中。下救护车时，救护人员要注意保护患者，保持担架平稳。

(二)转运中的监测与护理

1.体位

根据不同的运输工具和病情摆放伤病员体位，一般患者取平卧位，如有恶心、呕吐取侧卧位；昏迷患者头侧向一边，颅脑损伤垫高头部并偏向一侧；胸部创伤呼吸困难的患者取半卧位；下肢损伤或术后患者适当抬高下肢 $15°\sim20°$，减轻肿胀及术后出血。

2.普通担架运输途中监护

担架具有舒适平稳，不受道路、地形等条件限制的特点。担架在行进途中，要保持患者身体在水平状态，患者头部在后，下肢在前，利于病情观察。上坡、下坡时，患者头部应在高处一端，减轻患者不适。多人担架员的步调力求协调一致、平稳，防止前后左右摆动、上下颠簸而增加患者的伤痛。保证途中安全，必要时要在担架上捆系保险带，将患者胸部和下肢与担架固定在一起以防患者摔伤，运输途中做好防雨、防暑、防寒等防护措施。

3.硬板担架运输途中监护

若遇脊椎受伤者，应保持脊柱轴线稳定，将患者身体固定在硬板担架上搬运，注意观察生命体征变化，预防并发症发生。对确定或已有颈椎创伤要尽可能用颈托保护颈部，运送时尽可能避免颠簸，不摇动伤员的身体，使头、颈、身体在同一水平面上。

4.救护车运输途中监护

救护车具有快速、机动、方便的特点。救护车运输途中，患者易受行驶影响而颠簸，特别是在拐弯、上下坡、停车或调头中容易发生，注意防止加重患者病情、发生坠落等。当患者晕车时，会出现恶心、呕吐，增加伤痛。运输中应注意保持稳定行驶，密切观察病情变化，特别注意观察患者的面色、表情、呼吸的频率与节律,观察呕吐物、分泌物及引流物的颜色、气味和量,伤口敷料浸润程度等,发现异常及时处理。对于生命体征不稳定、途中可能有生命危险的患者,应暂缓用救护车长途转送。

5.列车运输途中监护

列车运输具有运输量大、方便、平稳等特点。大批患者列车运输时,每节车厢应按病情轻重进行调配,急危重症患者必须重点监护,做好标识,随时观察病情变化,发现异常及时处理。列车运输途中,因人员拥挤、车厢内环境较差又要兼顾各类患者,护理人员既要按病情护理患者,还要注意对车厢内环境的保护,尽量减少异味,减少噪声。列车运输途中应细心护理重症患者,关心照顾一般患者,安抚引导轻症患者。

6.飞机运输途中监护

飞机运输具有速度快、效率高、平稳,不受道路、地形影响等特点。飞机运输途中,随着飞机高度的上升,空气中氧含量减少,氧分压下降,心功能不全患者病情会加重;飞机的上升或下降造成气压的升降变化,开放性气胸的患者会出现纵隔摆动,加重呼吸困难;腹部手术的患者可引起或加重腹部胀气、疼痛、伤口裂开。飞机的噪声、震动、颠簸等还会引起患者晕机、恶心、呕吐。飞机运输途中,应加强监护,一般将患者横放于舱内,注意保暖和呼吸道湿化(因高空温度、湿度较地面低)。做好特殊患者的监护,如休克患者头朝向机尾,以免飞行中引起脑缺血;颅内高压患者应先行减压后再空运;脑脊液漏患者因空中气压低会增加漏出液,应用多层纱布加以保护,严防逆行感染;腹部外伤有腹胀患者应行胃肠减压术后再空运;气管插管的气囊内注气量要较地面少,以免高空低压使气囊膨胀造成气管黏膜缺血性坏死(因高空低压会使气囊膨胀,压迫气管黏膜)。

(三)转运途中监护的注意事项

(1)运输途中要正确实施院前急救护理技术,如输液、吸氧、吸痰、气管插管、气管切开、心肺复苏、深静脉穿刺等措施,注意保持各种管道固定、畅通,不受运输影响。

(2)运输途中要保持患者生命体征的平稳。用先进的多功能监测、治疗方法,加强生命维护。随时观察监测患者呼吸、体温、脉搏、血压等生命体征变化,注意神志、面色、出血等变化;使用仪器(如心电监护仪)以对患者进行持续心电监测,当出现病情突变,应在途中进行紧急救护,如采取心电除颤等。

(3)及时记录患者病情及抢救情况,并做好伤员的交接工作。

第四节 灾害事故的急救

一、概述

(一)灾害的概念与分类

世界卫生组织(WHO)对灾害的定义是:"任何能引起设施破坏,经济严重受损,人员伤亡,人的健康状况、社会卫生服务条件恶化的事件,如它的破坏力超过了所发生地区所能承受的程度而不得不向该地区以外的地区求救援助时,灾害就发生了。"

灾害发生的分类:主要分为自然变异和人为影响。以自然变异为主的灾害通常称为自然灾害,如地震、洪水、海啸等;以人为影响为主的灾害称为人为灾害,如人为引起的塌方、火灾、交通事故等。

(二)灾难的概念与分类

灾害严重时即为灾难。联合国"国际减灾十年"专家组对灾难的定义是:"灾难是一种超出受影响地区现有资源承受能力的人类生态环境的破坏。"

灾难的分类:根据发生方式不同分为突发性灾难和潜在性灾难,根据发生的时间不同分为原生性灾难、次生性灾难,根据发生的地点不同分为陆上灾难、海上灾难和空难。

(三)灾害与灾难的区别

灾害和灾难是常被混用的同义词,一般来说,灾害的程度较轻,灾害严重时称为灾难。我们学会了灾害急救措施,在灾难救护时将能得心应手。

我国地域辽阔,地质条件复杂,是世界上自然灾害多、灾害损失严重的国家之一。灾害救护可以通过便捷的通信手段,组织救护资源,在现场对个体、群体实施及时有效的救护,进行必要的医疗处理,挽救生命,减轻伤残,在医疗监护下,将患者转送到医院,接受进一步治疗护理,降低灾害伤的发生率、致残率和死亡率。

二、灾害事故的急救防御与特点

任何灾害都会给人类造成危害。小的灾害主要指个体性伤害,如道路交通事故可以造成少数人倾家荡产、终身残疾、精神创伤;大的灾害即灾难主要指集体群伤,可能是给众多人乃至一地区、一个国家甚至全人类带来巨大危害的不可挽回的损失。

(一)灾害事故的急救防御

灾害的医学整体防御分为预警、防范、检测、诊断、防护、消除污染、现场急救、转运、进一步院内治疗、康复、心理、基础研究等方面。不同的灾害有不同的危害特点和规律,对医疗救护防御准备内容各不相同。如地震、严重的交通事故引起的伤害以多发伤等外科创伤为主,洪水以溺水、胃肠道传染病等内科为主,火灾以体表及呼吸道烧伤、缺氧、中毒、感染和休克为主。从医学角度看,灾害所造成的危害主要指对人体的损害和对健康的威胁,分近期和远期危害。

1.近期危害

近期危害是指突发性灾害直接对人体造成的伤害和对健康的威胁,如地震、火灾、水灾等。

2.远期危害

远期危害是指突发性灾害造成的伤害经过一定时间表现出来,如地震过后造成的心理障碍,水灾过后的传染病流行。

(二)灾害事故的急救特点

无论灾害事故的原因如何,灾害事故急救都有下列特点。

1.急救时间紧迫

灾害事故的事件发生突然,不可预测,往往在瞬间发生。急救时要在最短时间内迅速做出反应,争分夺秒,尽快赶赴现场实施救护。

2.急救任务繁重

集体群伤时,受伤人员多,伤情复杂,现场救护人员常常人力不足,救护人员必须在短时间内,对大批的伤病员做出伤情判断及救护措施,救护人员的任务繁重、工作量大。可以根据伤病情实行分类救护、转运、治疗、紧急疏散。

3.急救病情复杂

突发灾害往往难以预防,常造成人体多组织、多器官的损害,合并大出血、窒息、休克等严重并发症。

4.急救条件差

急救现场多缺乏必要的医疗救护条件和医疗设备。另外急救环境(水、电等)受到不同程度破坏,给灾害急救带来很多困难。

5.急救涉及部门广

灾害急救不同于一般的救护工作。灾害后的现场控制、伤员搜寻、通信联络、转运和救护等,需要多部门协作,密切配合。有组织、有步骤地完成各项急救工作,具有系统工程特性。

三、灾害事故的预警与应急预案

(一)灾害事故的预警

预警是指在灾害或灾难及其他需要提防的危险发生之前,根据以往的总结规律或观测得到的可能性前兆,向相关部门发出紧急信号,报告危险情况,以避免危害在不知情或准备不足的情况下发生,从而最大限度地减低危害所造成的损失的行为。

1.突发事件的预警级别

一般依据突发事件可能造成的危害、波及范围、影响力大小、人员及财产损失等情况,由高到低将突发事件划分为特别重大(Ⅰ级)、重大(Ⅱ级)、较大(Ⅲ级)、一般(Ⅳ级)4个级别,并依次采用红色、橙色、黄色、蓝色来表示。

2.预警机制

预警机制是指由能灵敏、准确地昭示风险前兆,并能及时提示警示的机构、制度、网络、举措等构成的预警系统,其作用在于超前反馈、及时布置、防风险于未然。

3.预警信息

包括突发公共事件的类别、预警级别、起始时间、可能影响范围、警示事项、应采取的措施和发布机关等。

预警信息的发布、调整和解除可通过广播、电视、报刊、通信、信息网络、警报器、宣传车或组织人员逐户通知等方式进行,对老、幼、病、残、孕等特殊人群及学校等特殊场所和警报盲区应当采取有针对性的公告方式。根据突发事件的不同设立不同的预警,如高温预警、暴雨蓝色预警、山洪预警、地质灾害预警、海啸预警等。

(二)灾害事故的应急预案

应急预案(又称为应急计划)是为保证迅速、有序、有效地针对已发生或可能发生的突发事件开展控制与救援行动,尽量避免事件的发生或降低其造成的损害,依照相关的法律法规而预先制定的应急工作方案。主要解决"突发事件发生前做什么、事发时做什么、事发后做什么、以上工作谁来做"等四个问题,是应对各类突发事件的操作指南。应急预案的分类如下。

1.总体应急预案

总体应急预案是全国应急预案体系的总纲,是国务院应对特别重大突发公共事件的规范性文件。《国家突发公共事件总体应急预案》指导全国的突发事件应对工作。

2.专项应急预案

专项应急预案主要是国务院及其有关部门为应对某一类型或某几种类型突发事件而制定的应急预案。如《国家自然灾害救助应急预案》《国家防汛抗旱应急预案》等。

3.部门应急预案

部门应急预案是国务院有关部门根据总体应急预案、专项应急预案和部门职责为应对突发公共事件制定的预案。如《国防科技工业重特大生产安全事故应急预案》《公路交通突发事件应急预案》等。

4.地方应急预案

具体包括省级人民政府的突发公共事件总体应急预案、专项应急预案和部门应急预案;各市(地)、县(市)人民政府及其基层政权组织的突发公共事件应急预案。上述预案在省级人民政府的领导下,按照分类管理、分级负责的原则,由地方人民政府及其有关部门分别制定,如《广东省突发公共事件总体应急预案》《北京市突发公共事件总体应急预案》等。

5.企事业单位应急预案

由企事业单位根据总体应急预案和有关法律法规制定。

6.重大活动应急预案

由活动主办单位根据总体应急预案和有关法律法规制定。

四、常见灾害事故的急救

(一)地震灾害急救

地震是地球内部发生的剧烈破坏产生的震波,在一定范围内引起地面振动的现象,是地球上经常发生的一种自然灾害。地震发生瞬间可使建筑物倒塌,公共设施瘫痪,成千上万乃至数十万人惨遭伤亡。在地震发生后有效地进行急救是保证生存者生命延续及提高生存质量的关键。

地震现场急救措施包括以下内容。

(1)对地震灾害进行快速医学评估,确定灾害所引发的重点卫生问题,调配相应的专业救援队伍。

(2)到达现场的医疗救护人员要及时将受伤患者转送出危险区,是抢救工作的重要环节。

(3)在脱险的同时进行检伤分类,标以伤病卡,并按照先救命后治伤、先治重伤后治轻伤的原则对伤员进行紧急抢救,如有生命危险的窒息、心搏骤停和大出血的伤病员应先急救。

(4)意识障碍者保持呼吸道通畅,迅速进行止血、包扎、骨折固定。

(5)救护、处理挤压伤所致的挤压综合征和严重感染的伤病员,注射破伤风抗毒素。

(6)开放性创伤、外出血应首先止血,抬高下肢。

(7)对开放性骨折,不应做现场复位,以防组织再损伤,用清洁纱布覆盖创面,做简单固定再进行转运。

(8)挤压伤时应尽快解除重力,大面积创伤者,保持创面清洁,用干净纱布包扎创面。

(9)合理搬运,准备转运至适宜的灾区医院。

(10)转运颈椎、脊柱骨折的伤病员注意搬运技巧,避免造成瘫痪并发症。

(11)心理治疗,对震后产生恐惧心理的患者给予心理疏导,灾区医院要做好救治伤员的统计汇总工作,及时上报。

(二)火灾急救

火灾是日常生活中最常见的一种人为灾害。火灾最大的危害是烟雾使人员窒息死亡。火灾的急救首要是使被困人员尽早脱离现场,如果火情得不到控制,仍会发生伤害。

火灾现场急救措施包括以下内容。

(1)使伤患者迅速脱离火场。扑灭伤员着火的外衣,切忌奔跑、呼喊,以手扑火,以免助火燃烧而引起头面部、呼吸道和手部烧伤。指导就地滚动,或用棉被、毯子等覆盖着火部位。适宜水冲的,以水灭火;不适宜水冲的,用灭火器等。

(2)紧急救护,如出现窒息、呼吸、心搏骤停,立即进行心肺复苏。

(3)检查烧、烫伤程度。根据烧、烫伤部位皮肤状况判断。一度为发红,二度有水疱或水疱已破,三度为皮肤发白。

(4)判断烧伤的面积大小,可用简单手掌法测量,手掌面积相当于本人人体表面积的1%。注意测量时不能直接接触患者的烧伤表面部位,避免感染。

(5)烧伤后呼吸道受烟雾、热力损害者,保持呼吸道通畅,给予吸氧。必要时气管切开,烧伤昏迷者头偏向一侧,保持呼吸道通畅。

(6)重度烧伤者避免休克,静脉给药镇痛,注意呼吸抑制。手足烧伤引起的疼痛可用冷浸法减轻疼痛。安慰受伤者,避免惊恐、烦躁,必要时给予地西泮或哌替啶。

(7)轻度烧伤者可饮 1 000 mL 水,水中加入 3 g 盐、50 g 白糖、1.5 g 碳酸氢钠。严重者按体重进行静脉补液。

(8)火灾现场造成的损伤,往往还伴有其他损伤,如煤气、油料爆炸,伴有爆震伤等注意观察救护。

(三)交通事故急救

交通事故伤亡已成为人为意外伤害的重要死亡原因之一。我国每年因车祸死亡近 10 万人。在发生车祸后,应尽快将伤员从车内救出,因为燃烧或毒气会进一步危害伤员。

交通事故现场急救措施包括以下内容。

(1)尽快将伤员从车内救出,远离肇事车辆,防止车体燃烧或爆炸。

(2)对窒息、呼吸心搏骤停者立即进行心肺复苏。

(3)如受伤者大出血、休克立即给予止血或血管活性药物应用,保证伤员有效血容量。

(4)少量出血可用止血方法。①直接加压法:用手掌或手指直接按在伤口近心端的上方,保持压力15分钟,阻断动脉血流,减少出血。②高举法:举起伤员出血的肢体,使其高于心脏部位,以减缓出血部位的血液流出,伤口处覆盖无菌纱布。③压迫止出法:当四肢有严重出血时,可用止血带等阻断动脉血流,压迫止血。

(5)头部出血或血肿的受伤者,注意观察意识、瞳孔的变化,受伤者意识不清时,注意保持其呼吸道通畅。

(6)胸部有伤口或擦伤,胸廓变形者,观察呼吸变化,必要时给予吸氧。

(7)腹痛、腹部压痛,注意观察肝、脾等脏器出血的症状。

(8)四肢骨折、肿胀、畸形搬运时,注意先固定再搬运。

(9)在对伤员初步处理后,转运医院进一步治疗。注意伤员心理安慰和疏导。

(四)急性中毒急救

急性中毒发病急骤,病情变化快。及时、正确诊断,有效地治疗,是控制中毒症状,降低死亡率、致残率的根本保证。

现场急救措施包括以下内容。

(1)切断毒源,使中毒患者迅速脱离中毒环境,迅速阻断其对毒物的继续吸收,呼吸新鲜空气或吸氧。及早洗胃、导泻、清洗皮肤,清除未被吸收的毒物。

(2)对心跳、呼吸停止者立即行心肺复苏;休克、严重心律失常者,及时给予药物治疗;如为氯气中毒出现呼吸困难时不宜采用胸外按压等人工呼吸方法,因为这种呼吸方式会使患者肺水肿加重。

(3)对肺水肿、呼吸衰竭的患者给予高流量吸氧,必要时用无创呼吸机辅助呼吸。

(4)对中毒性脑病、脑疝者观察瞳孔,注意颅内压变化,及时降颅内压药物治疗。

(5)对明确毒物者,及时应用特效解毒药,根据毒物进入途径,采取相应的排毒方法。

(6)对中毒不明者,先对症处理,保护脏器功能。

(7)及时留取患者洗胃液、呕吐物、排泄物、可疑毒物,及时送检。

(8)将中毒群体按病情轻、中、重及时分类,对有生命危险者及时实施生命支持。

(9)完整记录事件发生的地点、时间、相关人员及起因。

灾害现场急救要求对威胁生命的损伤立即进行现场救护,保持呼吸道通畅,及时清理口腔异物。对窒息、昏迷必要时行气管插管、气管切开、环甲膜穿刺。创伤后大出血和直接威胁患者生命及四肢的外出血应及时用止血带、绷带、止血药进行止血。张力性气胸患者应在现场进行胸腔穿刺排气或留置闭式引流管。对骨折先固定,可用木板、树枝。对休克患者现场补液、输血,急危重症患者及时给予吸氧。经过现场急救,部分患者送医院继续治疗。能否将灾害现场病伤者快速安全地转运到医院进行确定性治疗,是评价急救医疗服务体系是否完善的重要标志。

参考文献

[1] 陈若冰.内科护理[M].北京:高等教育出版社,2017.

[2] 陈燕.内科护理学[M].北京:中国中医药出版社,2013.

[3] 丁琼,王娟,冯雁,等.内科疾病护理常规[M].北京:科学技术文献出版社,2018.

[4] 丁淑贞,丁全峰.消化内科临床护理[M].北京:中国协和医科大学出版社,2016.

[5] 丁淑贞,姜秋红.呼吸内科临床护理[M].北京:中国协和医科大学出版社,2016.

[6] 丁兆红,迟玉春,侯树爱,等.急危重症护理[M].北京:科学出版社,2017.

[7] 胡雪慧.临床常见疾病护理常规[M].西安:第四军医大学出版社,2017.

[8] 胡艺.内科护理学[M].北京:科学出版社,2018.

[9] 胡月琴,章正福.内科护理[M].南京:东南大学出版社,2015.

[10] 贾爱芹,郭淑明.常见疾病护理流程[M].北京:人民军医出版社,2015.

[11] 姜平,姜丽华.急诊护理学[M].北京:中国协和医科大学出版社,2015.

[12] 姜秀霞,张秀菊,谭颜华.急诊科护理手册[M].北京:军事医学科学出版社,2014.

[13] 李辉.实用内科护理新思维[M].北京:科学技术文献出版社,2018.

[14] 李俊红.实用呼吸内科护理手册[M].北京:化学工业出版社,2018.

[15] 李少芬.基础护理[M].北京:人民卫生出版社,2015.

[16] 李秀华.护士临床"三基"实践指南[M].北京:北京科学技术出版社,2016.

[17] 李秀芹,李全恩.内科护理 供护理、助产专业用[M].北京:人民卫生出版社,2018.

[18] 李雪莲.临床内科护理摘要[M].长春:吉林科学技术出版社,2017.

[19] 刘芳.神经内科重症护理临床实践与经验总结[M].北京:人民卫生出版社,2018.

[20] 刘书哲,卢红梅.肿瘤内科护理[M].郑州:河南科学技术出版社,2017.

[21] 缪景霞.肿瘤内科护理健康教育[M].北京:科学出版社,2018.

[22] 齐海燕,邱玉梅.肿瘤专科护理[M].兰州:甘肃科学技术出版社,2014.

[23] 施雁,张佩雯.内科护理[M].上海:复旦大学出版社,2015.

[24] 史铁英.急危重症临床护理[M].北京:中国协和医科大学出版社,2018.

[25] 孙伟平.现代临床基础护理技术[M].北京:科学技术文献出版社,2018.

[26] 唐前.内科护理[M].重庆:重庆大学出版社,2016.

[27] 王海芳,潘红英,孟华.临床护理常规手册[M].北京:清华大学出版社,2018.

[28] 王美芝,孙永叶.内科护理[M].济南:山东人民出版社,2016.

[29] 王霞.常用临床护理技术[M].郑州:郑州大学出版社,2015.

[30] 许奇伟.内科护理学[M].武汉:华中科技大学出版社,2018.

[31] 姚美英,姜红丽.常见病护理指要[M].北京:人民军医出版社,2015.

[32] 叶文琴,王筱慧,李建萍.临床内科护理学[M].北京:科学出版社,2018.

[33] 于红.临床护理[M].武汉:华中科技大学出版社,2016.